AF308844

SUR LE CATHÉTÉRISME,

EN

RÉPONSE A UNE LETTRE

DITE

CHIRURGICALE,

DE M. VIDAL (DE CASSIS);

PAR MATHIAS MAYOR.

Le méchant fait une œuvre qui le trompe.

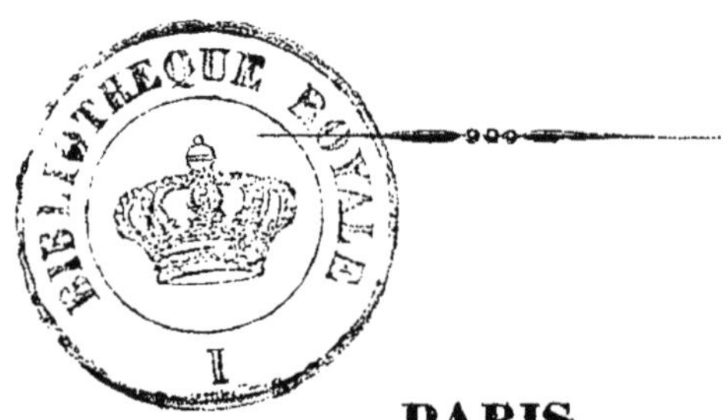

PARIS,

AB. CHERBULIEZ ET CIE, LIBRAIRES,

RUE SAINT-ANDRÉ-DES-ARTS, N° 68;

GENÈVE,

MÊME MAISON.

1836

DE L'IMPRIMERIE DE BEAU,
A Saint-Germain-en-Laye.

SUR LE CATHÉTÉRISME,

EN RÉPONSE

A LA LETTRE DITE CHIRURGICALE,

DE M. **VIDAL** (DE CASSIS).

J'ai publié, en avril 1835, une petite brochure : *sur le Cathétérisme simple et forcé, et sur le Traitement des rétrécissemens de l'urètre et des fistules urinaires* ; et les feuilles publiques en ont successivement rendu compte. Le journal Hebdomadaire, par l'organe de M. Vidal de Cassis (1), s'est particulièrement distingué, dans ses cahiers de décembre et janvier derniers, par une critique acerbe, à laquelle j'ai cru devoir répondre, dans une seconde édition de mon opuscule.

Mais cette réfutation et cette défense, ont paru, à M. Vidal, je ne sais trop pourquoi, une *attaque,* et ont motivé, de sa part, une Lettre, qualifiée de Chirurgicale (2).

On me disait que cette lettre, lancée contre moi, était véhémente et toute scintillante d'esprit, d'épigrammes et de pointes acérées. Je ne me suis pas autrement mis en émoi, à cette nouvelle, car je connais assez le genre de cet écrivain. Cependant, après avoir attendu cette pièce, en vain et bien longtemps, j'ai pu me la procurer, grâce à l'obligeance de M. le docteur d'Epine, de Genève. J'avoue que mon premier mouvement, après l'avoir lue, fut de ne pas perdre mon temps à répondre. Mais, considérant ensuite les éloges que cette production a reçus dans la Gazette Médicale, dans celle des Hôpitaux, et dans le Journal des Débats, je me suis ravisé, et j'ai cru qu'il me convenait de relever, au moins et

1

en peu de mots, quelques-unes des assertions les plus ha-
sardeuses de mon critique. Dès ce moment, j'ai été entraîné
par le sujet et par la facilité que j'ai éprouvée à le traiter; et,
laissant aller mon crayon, dans une course de quelques jours,
que j'ai dû faire aux eaux d'Aix et de Saint-Gervais; il en
est résulté les notes suivantes. Elles se sont multipliées bien
au-delà de mes prévisions et de l'importance de la matière;
telle du moins qu'elle a été traitée par M. Vidal. Celui-ci
sera, j'espère, le premier à me les pardonner; car il ac-
querra, par là, la conviction, toujours flatteuse pour un auteur, d'avoir été lu, compris et bien médité : ce que je suis
loin de pouvoir accorder à la plupart de ceux qui ont bien
voulu me faire l'honneur de me critiquer.

Je ne veux, toutefois, pas faire un grief à mon aimable
critique, d'avoir négligé de me communiquer son beau travail;
cependant, quelques épithètes sincèrement affectueuses de
moins, et ce petit envoi de plus, de sa part, n'eussent, assurément, rien gâté à cette production scientifique, et auraient dou-
blé la reconnaissance que je dois à son savant auteur. Oui, je
suis heureux et me félicite qu'un praticien consommé, qu'un
homme doué d'un jugement exquis et d'une loyauté à toute
épreuve, tel que M. Vidal, ait bien voulu descendre jusqu'à
moi. Sans lui, on n'aurait peut-être pas parlé de mon ouvrage, et il a bien voulu faire les frais de la réputation et la
fortune de cette seconde édition. On voudra, en effet, connaître ce livre d'un vieux radoteur, ses instrumens informes et
grossiers, ses préceptes absurdes et burlesques, ses procédés
effrayans et barbares, son ridicule jargon, son impudente
originalité, son audacieux esprit de réforme, et cette préten-
tieuse et folle témérité qui le pousse à se mesurer avec les
plus habiles, et à narguer leurs saines doctrines. Eh bien !
qui sait, si, au milieu de ce gâchis et de ces rêvasseries, on
ne parviendra pas à découvrir, que ce même homme qui,
grâce à M. Vidal, succombe maintenant, sous les traits de la

raillerie, du sarcasme et du ricanement, a cependant fait faire quelques petits pas à la partie sur laquelle on l'attaque. Ainsi :

1° Il a formulé, en dix-sept propositions, les bases fondamentales du cathétérisme, dans sa plus vaste extension; et on n'en a encore contesté aucune.

2° Il a fait justice de cette foule de procédés divers, **usités** de nos jours, et les a ramenés, tous, à l'unité d'action, à un principe unique, à la *compression.*

3° Il a distingué celle-ci de la *dilatation,* et a fait voir : que la première est la cause, la seconde l'effet; l'une le moyen, l'autre le but; la compression constitue le remède, tandis que la dilatation est la guérison, et n'est souvent que la convalescence ou une indication à remplir.

4° **En faisant, de la compression, l'âme** de tous les systèmes qui tendent à rétablir les fonctions de l'urètre, ou à les suppléer, il passe en revue les bons et les mauvais **effets** de ce puissant **moyen de destruction.**

5° Il a fait voir, que le métal comprime, mieux que **tous** les autres moyens usités, et, d'accord avec les plus célèbres chirurgiens, il professe, que les cathéters sont d'autant plus actifs, faciles à manier et inoffensifs, qu'ils sont *volumineux.*

6° Il prouve cette dernière proposition par un très-grand nombre d'exemples, de comparaisons et de déductions qu'on n'a point encore attaqués sérieusement.

7° Il ne veut pas qu'on laisse des corps en permanence dans l'urètre ; il ne les introduit que momentanément, soit qu'il s'agisse d'exercer une compression convenable, afin de dompter des rétrécissemens, soit qu'il faille donner issue à l'urine, dans les rétentions de ce liquide et les fistules urétrales.

8° **Le même instrument, les mêmes procédés, les mêmes** préceptes et directions suffisent à cet homme bizarre, dans *toutes* les circonstances.

9° Sa manie consiste à rattacher toutes ses opérations, non-seulement à un seul principe, mais encore à un seul ordre de moyens, et à simplifier, par là, son sujet et la manière de le traiter.

10° Il explique comment il entend la dynamique, appliquée au cathétérisme, et fait voir, à cette occasion, que la *résistance* qui existe dans l'urètre, *la force* nécessaire à la vaincre, et le *volume* du cathéter, sont trois choses qui se modifient réciproquement, et qui constituent autant d'élémens du procédé opératoire dont il s'agit.

11° Il a trouvé le moyen de *populariser* le cathétérisme, de le mettre, en quelque sorte, à la portée de tout le monde.

12° Enfin, des observations assez précises, semblent ne laisser aucun doute sur l'efficacité et la supériorité de cette nouvelle doctrine.

Voilà des points qui ont l'air passablement scientifiques, et qui touchent directement au fond de la question. Or, à part le dernier dont M. Vidal conteste l'authenticité, en suspectant la bonne foi de l'auteur, il n'en a abordé *aucun* dans sa Lettre *chirurgicale*.

Mais, peut-être, a-t-il trouvé le moyen de suppléer à cette réticence, en établissant d'autres données plus précieuses aux praticiens, et plus propres à éclairer cette branche de la chirurgie pratique? Eh bien! examinons le contenu de cette longue lettre, destinée, dit-on, à faire époque, et à servir de modèle aux savans ; et cherchons bien ce qu'elle présente de nouveau et de si saillant, pour mériter qu'elle soit reproduite dans toutes les feuilles publiques, et que sa lecture soit particulièrement recommandée aux hommes de l'art.

On n'envisagera guère, comme très-important, le début de M. Vidal; aussi, je n'opposerai à ses plaisanteries, sur mes vices de forme, que les nombreuses et palpables inexactitudes qu'on s'est permises en m'attaquant, mon droit de légitime défense, et surtout, le besoin que j'ai éprouvé

d'exprimer ma pensée, toujours bien nettement et sans dé-
tours oratoires. Il paraît que ce genre, c'est-à-dire, la franchise, n'est pas du goût de mon critique, et qu'il en a été profondément blessé. Du reste, les pièces du procès sont là, et
j'en appelle au jugement des experts.

M. Vidal se félicite d'avoir, pour mon usage et mon instruction, traité, longuement et savamment, la partie anato-
mique de l'urètre. S'il a, en effet, ajouté *la moindre* notion à
la masse de celles que nous possédons déjà, et qu'on trouve
abondamment partout, je lui cède volontiers le droit de me
railler sur le naïf aveu d'incompétence que j'ai dû faire, si
du moins il s'agit, pour moi, d'éclairer mieux ce sujet. C'est
donc encore au lecteur instruit, qu'il appartient d'enregistrer
les *faits inconnus* et *les vues nouvelles* de M. Vidal sur la
structure et les fonctions du canal urétral, et de les signaler
à mon ignorance.

Quand je parle d'un vice matériel et mécanique, dans l'or-
ganisme *doué de vie*, je mériterais d'être sifflé et persifflé,
même par M. Vidal, si je faisais abstraction complète du
principe sensible et vital. Heureusement que les passages
fourmillent dans ma brochure, où je parle de prudence et
de précautions, et où j'assimile la marche d'un cathéter
dans le canal de l'urètre, à la sortie de la tête du fœtus à
travers les orifices utérin et vulvaire. Or, si c'est dans ce
sens que M. Vidal affirme (page 4), « que ma thérapeutique
» deviendra meurtrière, que j'agirai comme sur un canal
» inerte, et que je ne verrai qu'une élasticité à vaincre, un
» ressort à fatiguer : » Je lui laisse, sans réclamer, tout
l'honneur d'un blâme judicieux. Il y a plus ; et si les praticiens lui donnent gain de cause contre moi, je le déclare, je
suis prêt à renier mes folles doctrines, et à briser mes *per-
fides* instrumens.

Ce qu'avance M. Vidal, au sujet de la compression et contre
ce moyen, tel que je l'ai envisagé dans mon introduction, et

aux notes 9 et 13, est-il trivial, ou digne de fixer l'attention, par la nouveauté et la justesse ? C'est une question que tout le monde pourra facilement résoudre, et que j'abandonne au gros bon sens de chaque chirurgien.

Mais les assertions qui suivent, au sujet de Dupuytren, sont d'une toute autre gravité. Je suis profondément affligé d'entendre affirmer, à l'élève et au panégyriste de ce colosse chirurgical (p. 5) : « Les opérations de fistules lacrymales, » par la canule, se faisaient, pour ainsi dire, à la porte de » l'Hôtel-Dieu; c'étaient des mystifications continuelles, » dont les élèves de première année étaient seuls dupes : » aussi suis-je étonné, qu'un esprit aussi fin que le vôtre, s'y » soit laissé prendre. Dupuytren enfonçait la canule dans le » canal nasal ou ailleurs, pourvu que ce fût fait prompte- » ment; il renvoyait immédiatement les malades, qu'il ne » revoyait plus; mais on pouvait les observer, plus tard, dans » les autres hôpitaux, avec des accidens ou avec leur fis- » tule. »

Eh quoi ! le type avoué, le fidèle représentant, l'orgueil de la chirurgie française, n'était donc qu'un impitoyable massacre, un charlatan éhonté, un véritable jongleur, qui opérait pour le seul plaisir de faire de jeunes dupes, de briller aux dépens de l'humanité, et de donner, aux autres établissemens publics, des gages nombreux de son imposture et d'une pratique insensée ! N'est-il pas déplorable, que de pareilles roueries chirurgicales puissent être imputées à un Dupuytren, qu'elles soient consacrées dans la première clinique du monde, et pour la meilleure instruction d'une studieuse et brillante jeunesse ? Et ce sont de pareilles infamies que la presse française se hâte de publier partout !

Si Dupuytren le savait ! comme il rugirait d'être ainsi traîné dans la boue, par un élève qui se dit son ami. Ah ! monsieur Vidal,

Mieux vaudrait un sage ennemi.

Comment ajouter foi, maintenant, à tout ce qu'on viendra nous débiter des merveilles de la pratique de l'Hôtel-Dieu de Paris, voire même, suivant M. Vidal, de l'effet magique de la présence d'une bougie, pour déterminer *une dilatation vitale de l'urètre ?*

On ne sait, au reste, ce qui doit le plus surprendre et indigner, dans ce scandale scientifique, de l'impudente pratique du grand chirurgien, du ton leste et goguenard avec lequel elle est racontée, ou de l'empressement qu'ont mis les feuilles publiques françaises à proclamer une conduite aussi honteuse.

En continuant l'analyse de la fameuse Lettre, j'y vois, avec bien du plaisir, que MM. Laugier et Chaumet daigneront m'honorer d'une réponse. Ils auront eu le temps, j'espère, de lire ma brochure, et ils voudront bien ne pas oublier, ainsi que l'a fait M. Vidal, de me communiquer leur travail, *surtout s'il est sous forme de lettre, et à mon adresse.*

Plutôt la mort que ces sondes-là, s'écrie un vieux guerrier français, au rapport de M. Vidal (p. 8). Mais, pour Dieu ! qui vous forçait à terrifier ces vieilles moustaches ? n'ai-je pas recommandé, expressément, au paragraphe 36, et insisté, à la note 18, sur la préférence à donner aux sondes élastiques, « *chaque fois que l'introduction du métal serait accompagnée de* » *douleurs vives, de répugnances où* D'AVERSION *du côté du ma-* » *lade ?* » Cette injonction existe, à plus forte raison, quand la panique est partagée par l'homme de l'art lui-même : et on sait, en effet, qu'elle se communique. Il est vrai que M. Vidal prétend et a écrit : « M. Mayor n'adopte que les sondes de » métal ; il exclut *tous* les autres dilatateurs , bougies, sondes » dites de caout-chouc et autres ! »

Si j'avais été le chirurgien de la salle Ste-Jeanne, j'aurais souri d'abord aux propos prêtés à l'un des vétérans de l'armée française , de la *grande armée* peut-être ; et tous les assistans n'auraient pas manqué de rire aux éclats. J'aurais, ensuite, abondé dans le sens de ce militaire et applaudi à sa couardise,

je veux dire à sa prudence. Puis, après avoir sagement fait
éloigner de sa vue, ces lingots (3), qui avaient si fort mis en
émoi ce brave des braves, je lui aurais présenté, bien doucement, une de ces fines cordes à boyau, une de ces délicates
bougies, objets de sa prédilection. Toutefois, nous aurions
fini par être les meilleurs amis du monde, lorsque, le lendemain, il eût demandé lui-même à n'être pas traité comme une
femmelette, et à être soustrait à la risée des *gamins* de son
voisinage. C'est que, afin de ménager son amour-propre,
j'aurais, très-probablement, mis à ses trousses mon infirmier,
Charles, qui, secrètement et dans un cabinet à part, eût
dompté les terreurs du pauvre grenadier, et passé et repassé
un des deux premiers numéros de ma filière. Jugez donc, si,
à ma première visite, ma surprise sera grande ; si les complimens flatteurs tariront ; et si tous les rieurs ne seront pas
pour ce même *preux*, que M. Vidal nous donne comme un
véritable niais, un déterminé trembleur.

Voici, du reste, en peu de mots, une observation que nous
mettrons en regard de celle du vieux troupier de M. Vidal.
Il ne tient, sans doute, qu'à ce véridique écrivain de la
contester et de la récuser ; et si M. le médecin, l'inspecteur,
et le contrôleur de notre hospice, MM. les docteurs Lebert
et Recordon, ainsi que quelques élèves, veulent consentir
à ce que ce fait soit rangé au nombre des apocryphes, je
devrai, grâce à M. Vidal, subir le triste sort de Dupuytren,
et passer, aux yeux de mes confrères, pour un fourbe fieffé
et un insigne imposteur. Quoi qu'il en soit, c'est d'un vieux
tailleur d'habits dont il va être question :

Gougoltz, âgé de 58 ans, a croupi dans les prisons, avec une
rétention d'urine, laquelle s'est terminée par une crevasse
de l'urètre, une infiltration urineuse et un dépôt gangre-
neux qui a envahi tout le périnée. Après son jugement, il
est entré à l'hôpital, le 8 mai dernier, dans un état d'œdème
général, et rendant la presque totalité de ses urines par un
vaste et sordide ulcère, situé entre l'anus et le scrotum.

Je fis, de ce cas compliqué, le sujet de démonstrations cliniques, afin de mettre en évidence toute la valeur de mon système, sa marche et sa partie la plus contestée et la plus ardue. Mon premier numéro passa d'abord difficilement dans un canal, qui depuis long-temps ne servait presque plus à l'excrétion urinaire. On vit clairement, cependant, que, chaque jour, je pouvais augmenter impunément le volume du tube métallique. Toutefois, je n'arrivais jamais plus loin qu'à 5 pouces environ, et je rencontrais là un obstacle qui, pendant 5 ou 6 jours, paraissait insurmontable. Il céda, cependant, à la cinquième tentative, sous l'action de mon numéro 3, lequel pénétra brusquement dans la vessie, pour en évacuer un liquide bourbeux et fétide. Le tube, laissé une demi-heure en place, nous servit à faire quelques injections dans la vessie, lesquelles furent réitérées pendant quelque temps encore ; mais dès ce moment, on ne permit plus à l'urine de s'échapper par l'ulcère fongueux du périnée, attendu qu'à chaque besoin d'uriner, l'instrument était aussitôt et facilement introduit, afin de donner une libre issue au liquide, dont la présence entretenait l'ulcère et ses fistules, et afin qu'il cessât de baigner ces dernières. La cicatrice se fit, dès-lors, rapidement, avec un peu d'ouate pour tout topique ; et, faut-il répéter, sans être obligé de laisser aucun corps étranger en permanence dans l'urètre, ni de changer *quoi que ce soit* au mode de traitement adopté d'entrée. Au bout de très-peu de jours, le malade ayant appris à manier le cathéter, a pu se suffire à lui-même, au fur et à mesure des besoins qu'il éprouvait. Aussi, est-il sorti de mon service, après cinq semaines de traitement chirurgical, pour passer à la division de médecine, afin d'y être soigné de son anasarque, et d'une affection grave de la cavité thoracique. Il est parti 50 jours après, parfaitement guéri. Mais, voyez la différence qui existe entre ce pauvre tailleur et le farouche et très-effarouché héros de M. Vidal : c'est que, le lendemain du jour où j'eus *forcé* le rétrécissement, j'appelai le plus jeune des élèves, **M.** Secretan, petit-fils du président de la Cour d'appel de ce canton. Il est âgé de 17 ans, et n'a j'amais tenu de cathéter; cependant, je l'engageai à *pousser* hardiment mon numéro 3 dans l'organe. Vous croyez, peut-être, que le malade s'y opposa, en nous menaçant de désertion, ou en vociférant des propos ridicules et puérils? Pas le moins du monde. Et vous vous tromperiez fort, si vous vous imaginiez que le jeune novice ne s'acquitta pas très-bien de la fonction que j'avais cru devoir lui confier, afin de faire ressortir ce que mon moyen a, tout à la fois, de simple, de facile, de commode et d'énergique.

Voyons, maintenant, comment on aurait agi, en dehors de mes doctrines, et avec les trois procédés qui ont surgi depuis la publication de ma brochure. **M.** Leroi d'Etioles aurait écarté et rompu l'obstacle, en agissant de derrière en avant; **M.** Lallement aurait fait passer, *coup sur coup*, des bougies simples et de plus en plus volumineuses; et **M.** Jobert eût enduit ces mêmes corps étrangers avec de l'alun. Je veux bien admettre que, par l'un ou l'autre de ces moyens, on soit arrivé, en 5 où 6 jours, à dilater, comme moi, le canal de trois lignes environ; mais, remarquez bien que tout n'était pas fait, à beaucoup près, pour la guérison de ce cas, d'ailleurs si fréquent; car il fallait aviser encore à diriger l'urine de manière que ce liquide ne passât plus par la crevasse, et que celle-ci pût se cicatriser, avec ses suites immédiates, les affections périnéales que j'ai eu soin d'indiquer.

Appliquerez-vous, pour cet effet, une sonde élastique, et la laisserez-vous, à demeure, dans le canal, jusqu'à parfaite guérison, comme on le recommande partout? Mais, à quoi bon ce corps étranger dans les intervalles d'une évacuation à l'autre? et n'a-t-il pas plus d'un grave inconvénient? Ou bien, ferez-vous comme moi, et n'introduirez-vous le cathéter évacuant que lorsque les besoins se feront sentir? Alors vous m'imiterez sans doute, mais bien imparfaitement; car, tout en procurant la libre sortie du liquide, je continue encore, sans changer rien à mon allure, à traiter le fond du mal, en comprimant de plus en plus le point rétréci, avec des tubes successivement plus massifs. Toutes mes opérations marchent donc ainsi de front, sont simultanées et le produit du même agent. C'est, pour mieux dire, une seule et même manœuvre, répétée le *plus rarement* possible. J'envisage cette circonstance comme précieuse, dans le traitement qui nous occupe, et il est vraiment heureux pour moi, que M. Vidal ne se soit pas aperçu qu'elle est caractéristique et in-hérente à mon système; car il n'aurait pas manqué de m'en faire un grief, et de la présenter comme singulièrement dé-sastreuse.

Mais, dit M. Vidal (p. 6), « Tous les jours ces sondes font fuir les malades de l'hôpital. » A qui la faute, encore une fois ? Et qui vous force à les employer, vous, surtout, qui les redoutez plus encore que les malades eux-mêmes? Laissez là, je vous en conjure, ces monstrueuses machines, et revenez bonnement aux vieilles doctrines, si elles vous paraissent les meilleures et les plus saines. Mais vous voulez, dites-vous, expérimenter vous-même. Vous ne vous fiez donc plus aux assertions de MM. Boinet, Samson, Laugier, Chaumet, Vel-peau, Pasquier, et de tous ces autres praticiens distingués dont le journal Hebdomadaire a soigneusement enregistré les noms, l'opposition et les protestations énergiques ? Prenez-y garde, monsieur Vidal, car vous nous feriez presque croire que vous soupçonnez leur prévention, leur maladresse, leur frivolité, ou que vous êtes vous-même dans une situation bien malheureuse ; c'est-à-dire, que vous n'êtes nullement satisfait de tous vos moyens de prédilection, et que, séduit par ce qu'on proclame du mien, vous ne savez en tirer parti que pour épouvanter et mettre en fuite jusqu'aux dragons de la valeureuse armée française.

« L'aspect seul de mes instrumens fait, dit M. Vidal (p. 6), frémir d'horreur tous les malades. » Je le crois sans peine, surtout si le chirurgien est, lui-même, saisi de cette sainte terreur. Mais quel est, je vous prie, celui de tous nos instrumens dont la vue réjouisse et charme le pauvre patient qui doit en subir l'action ? Serait-ce, par hasard, ceux de la lithotomie, de l'amputation ? Ne voyons-nous pas, tous les jours, des petits enfans qui se débattent et poussent des cris affreux... quand on les vaccine ? Faudrait-il donc renoncer au préservatif de la petite-vérole, et aux grandes opérations chirurgicales, à cause de l'effroi que pourraient inspirer les moyens d'inoculer l'un, et d'exécuter les autres ? A moins d'admettre cet axiome fondamental de la nouvelle école Vidal, ne serait-il pas plutôt permis de soupçonner, que, parmi les infortunés dont nous parle M. de Cassis, il en est un bon nombre qui n'étaient, en réalité, que de grands enfans, et leur chirurgien un plus grand encore ? Ils sont, dites-vous, si poltrons et si sensibles, qu'il faut les traiter avec toute la douceur imaginable. Mais rangez-vous donc la pierre infernale, dans le fond de l'urètre, au nombre de vos anodins ? Avouons plutôt franchement, que la cautérisation est un moyen infidèle, difficile à manier, souvent fâcheux, parfois dangereux, dont on a scandaleusement abusé, et qui, fort heureusement, tombe en désuétude. Je me félicite, pour ma part, d'avoir puissamment contribué à lui donner le coup de mort ; 1° en proclamant que, si elle a eu des succès, c'est *qu'avant, pendant et après*, on lui associait constamment la *compression* ; et 2°, en substituant, au caustique, un moyen bien autrement doux, facile, commode et sûr. Quant à la douceur, en particulier, s'il s'agit même d'individus délicats et pusillanimes, je dois rappeler ce fait incontestable et bien connu, que l'urètre est toujours sensible et douloureux aux premières approches, soit des cordes à boyau ou des bougies les plus ténues, soit des cathéters volumineux ; mais que les impressions deviennent de plus en plus supportables, et qu'elles finissent, bientôt, par être ab-

solument imperceptibles, à mesure qu'on se sert de l'instrument, quel qu'il soit. J'affirme, de plus, que l'absence de
sensation désagréable est, toutes choses égales d'ailleurs,
d'autant plus complète et plus prompte à se manifester, que
le volume du cathéter est plus considérable ; en réservant,
toutefois, les limites et les conditions que j'ai eu soin d'indiquer, dans maint endroit de ma brochure. Je renvoie, pour
l'explication de ce fait, aux paragraphes 9 à 23 de mon mémoire, à ce que dit Rust dans ma seconde édition, et, surtout,
à l'observation clinique de tous les jours.

Mais faut-il donc que je continue à m'arrêter sur tous les
points qu'il a plu à M. Vidal de toucher, dans sa savante
Lettre chirurgicale ? Et dois-je les relever successivement et
un à un ? Soit ! ma tâche, au moins, ne sera pas pénible, et je
ne plains que le lecteur, s'il croit devoir attacher quelque
importance à cette polémique, et aller, surtout, à la recherche
des traits scientifiques et lumineux qui résultent du travail
de M. Vidal, et de l'analyse que je suis obligé d'en faire aujourd'hui.

M. Vidal a d'abord l'air de croire (p. 1), à l'instar de tous
mes critiques, que mon opuscule ne traite que des rétrécissemens de l'*urètre ;* tandis qu'il embrasse, bien évidemment et
tout particulièrement encore, *le cathétérisme simple et forcé,
le traitement des fistules urinaires, la préparation préalable au
passage des instrumens lithotripteurs, et même quelques aper-
çus sur les rétrécissemens du rectum.* En ne dirigeant, sans
cesse, l'attaque que contre un seul point, sur ceux que j'ai
traités, il semble donc qu'on n'ait rien trouvé à redire sur les
cinq sixièmes de mon travail, et qu'on n'admet ceux-ci sans
aucune réclamation. C'est déjà quelque chose, assurément ;
et c'est aussi dans ce sens que j'entre en lice, pour soutenir
l'autre sixième de mes propositions fondamentales. Je le fais
d'autant plus volontiers, que toutes se tiennent par la main,
et qu'en en défendant une, quelle qu'elle soit, j'éclaire

mieux les autres, puisqu'elles se prêtent toutes un mutuel appui.

M. Vidal débute (p. 1) par cette singulière attaque. « Dans l'impossibilité de réfuter nos raisonnemens et de dé- » truire les faits, vous avez jugé convenable d'ajouter 37 no- » tes à votre nouvelle édition... » Vous ne vous contentez » pas de déplacer les idées, vous déplacez encore les expres- » sions. » Je ne comprends rien, en vérité, à ce genre d'ar- gumentation. Ne dirait-on pas, que les raisonnemens et les faits contraires à mes doctrines, ont *précédé* leur publication, et que, ne pouvant pas les réfuter alors, j'ai été forcé à ma seconde édition ? Mais celle-ci a été provoquée, précisément, par ce qu'ont avancé mes adversaires, et, en la rédigeant, j'ai entrevu la *possibilité* de réfuter ceux-ci et de les éclairer. Je suis peiné d'être obligé de descendre si bas pour une sem- blable rectification des faits; mais il est bon de signaler, d'entrée, la tactique et la logique du personnage qu'il s'agit de combattre. Ou bien, vaudrait-il peut-être mieux admettre que M. Vidal serait déjà suffisamment connu, pour qu'il pa- raisse superflu d'insister sur de pareils contre-sens? C'est comme on voudra.

M. Vidal se trompe quand il dit (p. 3), « que ses cinq con- » clusions tendent *toutes* à faire admettre mes cathéters dans » la pratique chirurgicale. » La quatrième, au contraire, leur est évidemment hostile, et renverse d'un seul coup de plume tout l'échafaudage sur lequel j'ai construit mon système. Et, d'ailleurs, prétendre, dans une lettre chirurgicale, destinée à mettre au néant mes préceptes et mes moyens, que ces mêmes instrumens sont admissibles partout et pour tout, c'est n'être pas très-conséquent, et se donner le plaisir de plaider alter- nativement le pour et le contre, comme il arrive quelquefois, dit-on, aux beaux esprits. J'espère que M. Vidal ne m'en voudra pas de le ranger ainsi parmi ces derniers. Ou bien, aimerait-il mieux qu'on dît de lui, qu'il disserte admirablement dans un sens, et qu'il tire ses conclusions, non moins habilement, mais dans le sens diamétralement opposé?

Cette dernière version est, probablement la bonne; car M. Vidal paraît avoir un goût décidé pour les transitions brusques, et pour passer, sur-le-champ, d'une conviction très-ferme à une foi non moins éclairée, mais tout-à-fait antagoniste. C'est ainsi (p. 15) qu'il veut bien sourire à ma proposition « de populariser le cathétérisme. Il en paraît » épris; » puis, se ravisant tout aussitôt « quand je parle, » s'écrie-t-il, de populariser un moyen chirurgical, je n'en- » tends pas conseiller de le mettre entre les mains des gens » du monde, mais bien à la disposition de tous ceux qui » exercent l'art de guérir. »

La distinction n'est-elle pas admirable, et digne en tous points, du génie, de l'esprit et de la haute capacité de l'illustre auteur de la Lettre chirurgicale? Y aurait-il aussi, par avanture, une école de chirurgie, pour laquelle les moyens *populaires* seraient surtout les bien-venus? Et M. Vidal serait-il, de droit, un des doctes professeurs de ce haut enseignement? Nous retrouvons un autre exemple de cette mobilité de girouette dans la tirade au sujet de Dupuytren. C'est, d'abord, « le grand maître que les chirurgiens ont été heureux » de suivre long-temps; » et puis, tout-à-coup, l'illustre professeur n'est plus qu'un vil égoïste, capable des plus grandes vilenies chirurgicales. Est-ce que M. Vidal croirait, peut-être, suivre en cela le précepte d'un autre grand maître?

Passer du grave au doux, du plaisant au sévère.

Ce n'est pas moi, assurément, comme on le pense bien, qui me chargerai de mettre cet habile critique d'accord avec lui-même. Je ne suis pas de taille; il ne me l'a fait que trop bien sentir.

M. Vidal veut bien admettre, avec moi (p. 4), « que la » compression est le meilleur moyen de traiter les rétrécis-

» semens; mais il nie que ce procédé soit le plus facile, le plus
» simple et le plus commode; et il prétend que les difficultés,
» dans l'emploi de ce moyen, font qu'il est trop rarement
» mis en usage. » Mais il ne se souvient donc plus que j'ai
mis la compression *en regard* des instrumens tranchans et pi-
quans, ainsi que des caustiques; et il a oublié de nous dire, si
c'est vraiment à une *dilatation vitale*, ou à quelque cause *occulte*
qu'il faut recourir, pour expliquer l'action des bougies, des
sondes et des cathéters métalliques. Ce serait donc encore,
au dire de M. Vidal, une de mes grossières fautes, d'avoir
rattaché cette action à la compression pure et simple, et telle
que je l'ai entendue dans mon introduction. Eh bien! en dépit des remontrances de M. Vidal, je persiste dans cette erreur, et je soutiens même (jugez de mon entêtement!) que
les fameuses injections *forcées*, n'agissent pas différemment,
que *par la force compressive*. Mais, comment se fait-il que
M. Vidal prenne sous sa haute protection ce dernier moyen,
malgré qu'il soit entaché d'une horrible épithète? Prenez
bien garde, monsieur Vidal; le pas est terriblement glissant;
et, quoique vous ayez déclaré, que cette épithète était anti-chi-
rurgicale, si vous la tolérez, même dans les injections, je vous
avertis que vous pourriez bien aussi être *forcé* un jour, vous
et votre école chirurgicale adynamique, de l'admettre, hélas! jusque dans le cathétérisme.

M. Vidal ne cite que la première partie de la fameuse sentence qu'il a fulminée contre mon système. « *Jamais on ne
devra faire un cathétérisme forcé; l'épithète n'est pas chirurgicale,* » Mais la seconde partie n'est pas moins remarquable et
mérite assurément d'être reproduite; M. Vidal a donc eu
grand tort de la supprimer. La voici : « *elle était bonne* (cette
» épithète) *pour les temps où la chirurgie était mécanique.* » Si
ce n'est pas un pur oubli de la part du confrère, je dois en
inférer qu'il y a progrès chez lui, et qu'il veut bien nous
avouer (p. 10), « que, mieux avisé, il consent à ne pas bannir

» *toute* puissance physique de la thérapeutique chirurgicale. »
En prenant acte de cette précieuse concession, les chirurgiens
seront maintenant autorisés à avoir recours aux agens matériels les plus innocens, sans trop encourir l'animadversion de
M. de Cassis.

Que tout le monde, à Paris comme ailleurs, ne goûte pas
mes préceptes et mes lingots, il n'y a rien là qui doive bien
surprendre. M. Charrière dit pourtant qu'il vend, de ces derniers, *énormément*, et M. le docteur Mazarin, de Marseille,
m'a assuré qu'ils sont, maintenant, entre les mains de tous les
chirurgiens du midi. D'ailleurs, serait-ce toujours un signe
évident de la juste réprobation d'un moyen quelconque, de
n'être pas en vogue chez les notabilités parisiennes? et faudrait-il, à ce titre, proscrire à tout jamais, par exemple, le
coton, les linges pleins, et tous les moyens simples, doux
et commodes, en dehors des attelles et de l'appareil de Scul-
tet, dans le traitement des fractures?

M. Samson s'est évidemment trompé, lorsqu'il a fait usage
de mes cathéters, à la façon, du moins, dont son interne
l'a rapporté; et j'ai dû le lui dire, franchement, dans l'intérêt de la vérité et de ses malades. Mais *l'erreur* ne compte
pas entre nous, il le sait bien. Je me suis d'ailleurs exprimé,
à son égard, de manière à ce qu'il puisse, à la rigueur, se
passer d'un défenseur officieux, tel que M. Vidal; et le
Quandoque dormitat divus Samson, que j'ai écrit avec tant de
plaisir et de conviction (note 36), marque assez l'estime
que j'ai pour ce célèbre chirurgien, et dans quels termes
j'entends faire de la polémique avec un homme aussi distingué.

« En général, un auteur ou inventeur n'est déjà que trop
» disposé à abonder dans son sens, à demander le plus pour
» avoir le moins, et la prudence veut qu'on le *suive* plutôt
» que le devancer. » Ces paroles que j'ai écrites, au sujet
de M. Samson, qui a tout faussé et exagéré, en prétendant

m'imiter, font éprouver, à **M. Vidal**, une superbe indignation.
» J'ai donc, dit-il (p. 13), trompé sciemment le public,
» en exagérant moi-même mes principes. Cet aveu tardif
» m'est arraché par les cris de douleur des malheureux ma-
» lades. Je suis un imposteur, d'autant plus dangereux et
» méprisable, qu'en sortant de la vérité, je livre les infortu-
» nés qui font usage de mes moyens, aux inconvéniens les
» plus graves. J'assume une responsabilité effrayante ; et si,
» comme le poète, je me lance dans les espaces imaginaires,
» c'est uniquement pour y faire de nombreuses et déplorables
» victimes. »

Bravo, bravo **M. Vidal** ! Ce passage plein de verve, cette
explosion d'aussi nobles sentimens, font, assurément, grand
honneur à sa plume et à son cœur. C'est seulement dommage
qu'ils manquent d'à propos, et que cette brillante tirade ne
puisse pas m'être appliquée. Car je me suis mis à l'abri de tout
reproche, en multipliant, à chaque page, les avertissemens,
les préceptes les plus cauteleux, et en avouant que mon
moyen, *quelque peu brusque*, nécessite, assez souvent, l'emploi des antiphlogistiques. Mais M. Vidal ne manquera pas
de soutenir, sans doute, que, si j'ai dit et répété tout cela, je
n'ai pas été compris, attendu que j'écris d'une façon inintelligible et, surtout, peu française.

Il n'en est pas moins vrai, et il est bon d'en prendre acte,
que **M. Vidal** se montre ici l'apôtre zélé de la vérité, et qu'il
lui rend un culte digne d'elle et de lui. Aussi, et *malgré* la
qualification de mensongère que mon élève a donnée au titre
de sa Lettre chirurgicale : *Nonobstant* l'escamotage adroit de
la plus belle moitié de cette fameuse formule de la nouvelle
école dynamofuge, « que la chirurgie n'est plus et ne doit
» plus être mécanique : » *Sans égard* pour l'assertion de
M. Vidal, que l'induction, l'analogie et les faits sont contraires
à ma méthode : *Quoiqu'il* ait affirmé (p. 3) que ses cinq propositions tendent, *toutes*, à faire admettre mes cathéters dans la

pratique chirurgicale, tandis , au contraire, que la quatrième leur est radicalement antipathique : *Bien que* **M.** Vidal soutienne, contre toute vérité, que je n'adopte que des sondes de métal, et que j'exclus *tous* les autres dilatateurs : *Indépendamment* des scrupules qui s'élèvent dans la consience de M. Vidal, contre l'authenticité et la véracité des observations citées à la fin de ma brochure ; *A part* ses idées bien arrêtées sur mes *lingots*, sur sa qualité d'homme *sensé*, d'homme *de progrès*, d'homme *de science : Abstraction faite*, dis-je, de ces petites peccadilles, et de quelques autres, non moins en désaccord avec les dogmes de cette sainte Vérité, dont **M.** Vidal s'annonce comme le grand-prêtre ; je fais la motion expresse, qu'on invite ce sage et vertueux écrivain à se désister de son titre distinctif *de Cassis*, et qu'on lui confère, à l'unanimité, le sobriquet, *le Véridique*. Nous dira-t-il, peut-être, que l'épithète n'est pas chirurgicale ? Il n'en a plus le droit. **Mais** nous lui concèderons, volontiers, celui de trouver que cette même épithète est..... *tant soit peu forcée*.

Voici, toutefois, les cas nombreux où je me trouve, moi-même, réellement coupable d'exiger, effrontément, *le plus pour avoir le moins;* c'est lorsque, par mes moyens compressifs, je cherche à porter la dilatation à quatre lignes, et même à quatre lignes et demie, tandis que je n'ai besoin, tout au plus, que d'une à deux lignes d'écartement pour la pleine et entière liberté des fonctions de l'urètre. Oui, je l'avoue, je donne dans cette funeste exagération, et, ce qui pis est, je m'en glorifie tous les jours. Au rebours, l'école dynamophobique se pose comme beaucoup plus habile ; car elle postule, humblement et méticuleusement, par l'organe de **M.** Vidal, *le moins pour obtenir le plus*, afin de n'arriver, *que tout juste,* au degré de dilatation nécessaire pour que l'urine puisse se frayer, *tant bien que mal,* une issue au dehors. Mais l'application pure. franche et hardie de mes principes, est suivie de résultats bien autrement sûrs, prompts, simples, faciles à réaliser, constans, durables et rationnels. Ils sont donc horribles aux yeux de certaines gens, et d'une secte bien connue.

Inde iræ! Pas vrai, monsieur Vidal (4) ?

Quant à ma manière de m'exprimer, et qui divertit si fort M. Vidal, j'en suis assez marri; mais avouez aussi que cet auteur n'est ni généreux, ni même charitable envers moi, et qu'il fait par trop sentir sa supériorité d'écrivain à un malheureux provincial, alors, surtout, que celui-ci ne met aucune prétention à faire des phrases, et qu'il se contente de laisser bonnement courir sa plume, pour exprimer des idées de plus en plus simples *et pratiques.*

Passe encore pour le style; mais voyez ce qui m'arrive pour le fond. M. Vidal ne nous dit-il pas (p. 12), avec cette fleur de modestie qui est le propre du vrai mérite; « que » ses succès contre moi étaient incontestables, son triomphe » et sa gloire du reste trop faciles; et que les complimens » flatteurs des admirateurs de son talent ne le touchaient » qu'autant qu'ils rabaissaient mes sottes prétentions? » Je le remercie de m'avoir remis sur la voie de la raison, en m'avertissant que ma vanité m'entraînait vers une région à laquelle il m'était, de par M. Vidal, défendu d'atteindre. C'est bien ici, ou jamais, le cas de dire : *Licet ab hoste doceri.*

Si M. Rust n'a pas fait mention de mes moyens, c'est qu'il ne les connaissait probablement pas. Mais ses principes sont évidemment en progrès et du bon côté; aussi sommes-nous prêts à nous donner la main, et contre la malencontreuse et défaillante cautérisation, et en faveur des moyens compressifs, de plus en plus volumineux, énergiques et usités.

Voilà deux fois que M. Velpeau est mis en avant, par M. Vidal, pour pulvériser moi, mes doctrines et mes tubes en forme de lingots. Quoique, de nos jours, on ne jure plus tant sur l'autorité d'un grand nom (et on a raison), j'avoue cependant, que je tiendrais assez à connaître l'opinion de l'habile chirurgien de la Charité, sur toute cette matière. Il en a parlé, dit-on, à ses élèves ; c'est fort bien, et je connais tout l'intérêt qui se rattache à ses brillantes leçons. Mais c'est au public médical, qu'il communiquera également ses réflexions et son expérience sur ce grave sujet. A moins donc qu'il croie, ce que j'admettrais difficilement, que tout a été dit sur ce point, et qu'il suffit maintenant de s'en rapporter à son traité de chirurgie : il essaiera, pèsera, comparera, en praticien habile, et nous dira, j'espère, *lui-même*, son dernier mot. Tout cela ne peut manquer de s'éclaircir, tôt ou tard, et, pour mon compte, je le désire vivement, dût mon amour-propre d'auteur être encore plus fortement compromis que par les curieuses révélations de M. Vidal. J'aurai du moins, à celui-ci, cette grande obligation, de m'avoir habitué, de longue main, à ces rudes froissemens.

La finesse que me prête M. Vidal (p. 5), a été, en effet, long-temps mise en défaut sur les résultats pratiques de l'Hôtel-Dieu de Paris. Aussi, devons-nous de la reconnaissance au collaborateur du journal Hebdomadaire, de nous avoir révélé les petits manéges et les innocens artifices dont on fait usage « sur ce théâtre élevé pour fonder des doctrines, » faire prévaloir des procédés, et où la partie vive, l'avenir de » la chirurgie française, l'élite de la jeunesse observe, juge, » et juge sévèrement, et où Dupuytren est encore présent. » (P. 11 et 12). Cet aveu naïf est un véritable service rendu aux élèves et aux étrangers, et dont ils doivent profiter. N'en déplaise à M. Vidal et à ses collègues de certains hôpitaux, cette révélation est et sera toujours le point le plus piquant, le plus neuf et le plus utile de sa Lettre chirurgicale.

Pour ma part, je me souviendrai de la *leçon*, et je remercie M. Vidal de me l'avoir donnée, et d'aussi bonne grâce encore. Il verra bien que, malgré mes cheveux blancs, elle me profitera, et que je pourrai bien la lui *rappeler* en temps et lieu. Du reste, c'est bien ici le cas de dire, qu'il vaut mieux jouer le rôle de dupe que celui de fripon, et même que celui, si plein, d'ailleurs, « de dignité, de fine raillerie et de bon goût » avec lequel on se complaît à dévoiler certaines turpitudes scientifiques. Qu'en pensez-vous, monsieur Vidal ? Et qu'en diront les journaux auxquels j'emprunte ces paroles *dorées*, qui chatouillent si agréablement vos oreilles ?

Je conserverai toujours une vraie reconnaissance et une profonde estime pour les savans qui m'ont accueilli, à Paris ; mais ce sentiment ne m'empêchera pas, s'ils exécutent et écrivent des choses qu'en conscience je ne saurais approuver, de le dire avec toute la franchise dont je fais profession ; fût-ce même en ce mauvais et inintelligible français, qui fait tant sourire de pitié mon Aristarque « l'homme du présent, l'homme de science, l'homme de pratique, » comme il s'intitule (p. 14), avec toute la complaisance et la modestie qui le caractérisent.

Quant au cas malheureux arrivé à la clinique de **M. Cloquet**, je veux bien en assumer *toute* la responsabilité, si ce célèbre opérateur et son habile interne m'accusent le *moins du monde*. Mais j'ai quelques bonnes raisons de croire, que ces Messieurs ne me jetteront pas la pierre, attendu que le malade en question est mort, long-temps après que je l'ai sondé, et *lorsqu'on a passé encore des numéros supérieurs à ceux que j'avais introduits*. Ils étaient, peut-être, trop forts pour le cas *particulier*, et, surtout, pour l'état sanitaire où se trouvait alors cet individu, ainsi que les *autres* malades reçus dans ce bel établissement. On se rappellera, en effet, que la mortalité y était grande, dans ce temps-là ; que des opérés y succombaient, sans cause trop connue ; et que les femmes en couches, entr'autres, étaient en proie à cette influence épidémique et meurtrière. Je tiens ces détails du chef de clinique de **M. Cloquet**, qui les a consignés, consciencieusement, dans son journal ; et ils sont d'ailleurs faciles à constater. Si **M. Vidal** se décide à s'aboucher, pour ce fait, avec un observateur aussi éclairé que bon, loyal et franc de tout esprit de cotteries, tel qu'est M. Fontan, je le préviens d'une petite chose, c'est qu'en voyant ces deux hommes réunis, quelque mauvais plaisant ne manquera pas de s'écrier : *que les deux extrêmes se touchent.*

M. Vidal se pâme d'aise (p. 9) de ce que je trouve sa proposition de *juste-milieu*, appliquée à une cannule, la plus *sensée* du monde. Mais ne faut-il pas, par malheur, que mon imprimeur ait mis, en caractères italiques, ces mots si chers à mon critique, et qu'il ait pu donner à penser, par-là, qu'il pourrait bien y avoir quelque *sous-entente.* Ce genre, en typographie, équivaut parfois, comme on sait, a *l'alpha privatif* des Grecs. C'est tout comme si M. Vidal s'avisait d'écrire, en soulignant, que je suis son *cher confrère*, un *dynamophobe renforcé*, et surtout un *écrivain de mauvaise foi.* Il serait compris à l'instant - même, et personne ne croirait à ses assertions. Et qui nous garantira que ce n'est pas dans ce sens-là, que l'impression aura eu lieu ? Cette question de sens commun, je l'abandonne volontiers, du reste, *au sens droit et à l'exquise délicatesse, pour les convenances, qui distinguent si fort ce grand écrivain.*

Remarquez bien, s'il vous plaît, que je ne me lasse pas de souligner encore, et que je procure ainsi, à M. Vidal, une excellente occasion de se ruer sur ce mauvais genre, comme il l'a déjà fait, si spirituellement, à l'égard des points admiratifs qui fourmillent dans ma seconde édition. Aussi, les ai-je évités, bien soigneusement, dans l'ouvrage actuel. Mais il faut pourtant que je l'avoue; si je n'y ai pas recours aujourd'hui, c'est que je suis dans une perpétuelle admiration, pour la manière *profonde, judicieuse, sensée* et vraiment *scientifique*, avec laquelle il a rédigé sa Lettre chirurgicale. Ici, et j'en demande bien pardon à M. Vidal, je ne saurais résister à la monomanie de cette ponctuation de mauvais goût, qui a inspiré de si belles phrases *chirurgicales*, à M. Vidal,

Mais il a si bon cœur, qu'il me pardonnera, j'en suis cer-ain, cette fâcheuse récidive, Dieu le veuille! Je serais, du reste, bien fâché de rester trop en arrière de procédés en-vers M. Vidal; et s'il m'avertit (p. 16), à bon droit et bien *chirurgicalement*, sans doute, que je me complais, un peu trop, dans les signes en questions, je prendrai la liberté grande de le prévenir, également, qu'au rebours, il craint trop d'en faire usage. Et pour ne citer que quelques exemples, pris au hasard, ne viendrait-il pas, de droit, un de ces points d'excla-mation et de surprise, 1º au titre même de la lettre, et après l'adjectif *chirurgicale?* 2º à la page 3ᵉ, après ces mots *canule moyenne?* 3º à la page 4ᵉ, après injections *forcées?* Avouez-le, monsieur Vidal, avec cette candeur qu'on vous connaît, ce point n'était-il pas de rigueur encore, à la page 7, après cette explosion d'un brave : « *Plutôt la mort que ces sondes ?* » Il était d'autant mieux à sa place, qu'il s'agit ici de *mort*, de pis que cela même, et, très-probablement encore, dans la bou-che d'un compagnon d'armes de l'immortel Empereur? Aux pages 10, 11, 12, 17 et 19, il y a cinq *Hé bien*. Eh bien! je le demande (et c'est ici une question *de bonne foi chirurgi-cale*), le point inculpé ne serait-il pas très-bien placé, après chacun de ces *Hé bien?* tout comme il ne figure point mal après mon eh bien! Du reste, cette observation des règles grammaticales n'eût rien gâté à l'effet, *tout technique*, que ce savant écrivain a voulu produire. Mais j'irai plus loin encore, sur ce grave sujet; et je vote pour que, à la page 14, M. Vi-dal soit invité à mettre *un* de ces points après *homme du pré-sent* (!), *deux* après *homme de science* (!!), et *trois* après *homme de pratique* (!!!). Il y aura du moins progrès dans la lettre de M. Vidal. Au demeurant, je le répète, si j'ai fait abus, contre M. Vidal et la chirurgie adynamique, dont il parait être le chef, de ce signe de bien mauvais goût, il faut convenir aussi, qu'il l'a lui-même trop pris en guignon, et qu'il décèle, par là, un caractère susceptible et rancuneux, qu'il aurait mieux valu, peut-être, qu'il cachât soigneusement.

Ce spirituel écrivain fait très-bien observer (p. 15) que le » cathétérisme, tel qu'il a été recommandé et exécuté jus- » qu'ici, et même dans de simples paralysies, ne manque » guère, fût-ce en des mains exercées, de produire des *acci-* » *dens*, des fausses routes, par exemple. » Eh bien ! j'affirme que la chose est impossible avec un de mes numéros supé- rieurs, et on le concevra aisément, si l'on veut bien réfléchir à ce que j'ai avancé dans les paragraphes, de 9 à 23, de ma se- conde édition. Pour avoir de ce fait une idée nette, j'engage les praticiens et les élèves à faire l'essai suivant, aussi facile que simple : Ayez deux cadavres dont l'urètre soit censé nor- mal et en bon état ; faites passer et repasser, un grand nom- bre de fois, dans l'un, une sonde ou même une bougie de petit calibre ; et dans l'autre, un de mes volumineux cathéters ; et voyez, en fendant ensuite ces conduits urinaires, lequel des deux aura été le moins froissé, et lésé. Ce sera, bien cer- tainement, celui où mon moyen aura pénétré ; et vous vous assurerez, en même temps, par ces opérations comparatives, que c'est ce dernier qui aura, le plus vite et le plus aisément, accompli sa tâche, je veux dire, parcouru l'urètre, le nom- bre de fois que vous aurez assigné, à chacun d'eux, pour ce genre d'essai. Voilà pourquoi, aussi, « je ne crains pas de » placer mes moyens au nombre de ceux qui pourront, un » jour, constituer les élémens de la chirurgie populaire, » dans sa plus simple acception. Aussi, j'ai toujours plus la » conviction, que ce que j'ai écrit et mis en pratique, dans » ce sens, est parfaitement conforme à la vérité. » M. Vidal cependant, reproduit et souligne, fort malignement, ce que j'ai avancé à ce sujet. En recherchant d'où pouvait partir le trait malicieux, et ce qui avait donné lieu, de la part de M. Vidal, à cette prodigieuse dépense d'esprit, je me suis aperçu, mais hélas ! trop tard, que j'ai eu le tort impardon-

nable de ne pas prévenir ce docte critique, que j'écrivais au milieu de *Protestans*, et où les prêtres de ces *hérétiques* se permettent (le dirai-je, bon Dieu!) de se marier et de procréer des enfans parfaitement légitimes... Libre donc maintenant, à M. Vidal, de trouver très-plaisant (p. 16) « qu'un vé-
» nérable ecclésiastique ait une jeune fille en pleurs, et qui
» fasse violence à ses sentimens, pour soulager ce vieux père,
» dans une rétention d'urine *très-grave*. »

Je suis, du reste, assez d'avis, que le défaut d'excrétion des urines constitue un mal toujours sérieux ; et j'estime qu'il est et peut devenir *très-grave*, lorsque l'accumulation du liquide est accompagnée de vives douleurs, de fièvre, et que rien ne peut les calmer, que l'application du cathéter. Mais M. Vidal voudra bien nous dire si, en pareilles circonstances et *loin de tous secours* de l'art, c'est pécher contre les convenances, que d'initier, aux secrets du cathétérisme, les mains d'une matrone, d'une épouse même, surtout lorsque, grâce à un instrument particulier, ces mêmes *mystères cessent de l'être*. Il paraît, au surplus, que M. Vidal confond ici, à plaisir, *la gravité* de la rétention d'urine avec des rétrécissemens *très-graves;* car, sans cet imbroglio, le nom de M. Samson, *voire même comme oculiste*, ne figurerait pas, avec tout l'à-propos qu'on ne cesse d'admirer dans la Lettre chirurgicale de M. Vidal. Ce savant et judicieux auteur n'est, au demeurant, pas obligé de savoir, que la très-grande majorité des Suisses sont des Réformés, et qu'il n'est pas nécessaire, chez nous, que les femmes appartiennent à la secte des Saint-Simoniens, pour qu'elles puissent, aussi bien *que des Sœurs grises,* se vouer au culte humanitaire et médical (5).

Mais la fin de la Lettre du confrère est surtout calculée pour produire un très-grand effet : « C'est (p. 17) un malade
» qui, en maudissant moi et mes cathéters, fuit et court en-
» core. C'est cet intrépide, dont il a déjà été question, et aux
» yeux duquel la mort est plus douce qu'un seul de mes lin-

» gots, quand il est manié par M. Vidal. C'est un homme por-
» tant une fistule qui, pour le même motif, s'effraie et s'éclipse.
» C'est un plus coupable encore, s'il est possible, qui, s'aper-
» cevant, par aventure, qu'après que TOUS mes cathéters ont
» été employés, sous forme d'essais, et qu'il lui survient une in-
» flammation grave, ne veut décidément plus courir les chan-
» ces, peut-être plus graves encore, de continuer à être traité
» par notre habile expérimentateur, brûle la politesse à cet
» Esculape, et déserte malicieusement. C'est, enfin, le di-
» rai-je, sans ponctuation admirative ? c'est un dragon
» français que mon premier numéro met précipitamment en
» fuite. »

Ah ! monsieur Vidal, ne tardez pas, je vous prie, à nous gra-
tifier des belles observations concernant tous ces intéressans
dynamophobes ; et souvenez-vous, que vous devez en enrichir
la science. Toutefois, je dois vous faire observer, que, même
en chargeant beaucoup vos tableaux, ils ne seront guère que
la pâle copie de ceux que nous devons à la plume ingénue de
M. Boinet. Il y a même un intéressant épisode de plus, dans
les scènes de l'Hôtel-Dieu, rapportées par le *jeune* interne de M. Samson, dans la *Gazette Médicale* des 4 Novem-
bre et 19 Décembre 1835 ; c'est que, ne voulant pas y être
exposé à l'affront d'un *sauve qui peut général*, on a pris la sage
précaution *de chasser, illicò et mordicus,* tous les récalcitrans,
afin de leur faire mieux comprendre, par là, ainsi qu'aux nombreux élèves qui suivent M. Samson, comment il convient
d'allier la chirurgie, l'humanité et la raison. Ici, du moins,
l'opérateur de l'Hôtel-Dieu faisait acte d'un grand caractère,
et n'était pas sous la fâcheuse influence de la peur ; tandis
que M. Vidal était, au contraire, évidemment dominé par la
crainte de mettre, *directement* à la porte, ces malheureux, et
qu'il aimait mieux les expulser, en les intimidant avec des
fantômes. Il faut bien le dire, d'ailleurs, la dynamophobie
est évidemment contagieuse, et se communique aisément du

chef à ses subordonnés. Ainsi donc, qu'on se figure un chirurgien *trembleur*, et, par dessus le marché peut-être, un opérateur *tremblottant*; n'y a-t-il pas là de quoi ébranler la foi des mieux confians, et mettre en déroute complette les plus déterminés ?

Qu'il me soit permis, cependant, de présenter quelques faits différens, ne fût-ce que pour lever certains doutes sur l'identité des urètres français, suisses et autres, et sur la probabilité, que ce qui réussira chez les uns, pourrait bien aussi se montrer efficace sur les autres. Mais d'abord, je décline tout rôle qui se rattacherait à l'anatomie ; et, quoique j'aie, au dire de M. Vidal (p. 2) « mille raisons pour une, » de faire un pareil travail, » je n'en proclame pas moins mon incompétence et mon inhabilité. C'est assez que mon critique veuille se charger de cette tâche et la remplir à merveille. Qu'il me permette donc de me produire, tout uniment, en observateur bénévole, et en simple praticien.

Je dirai donc, que M. R... de ma seconde observation, est anglais, ainsi que M. D... de la notice de M. Henry, insérée dans le *Journal des Connaissances Médico-Chirurgicales*, et dans ma seconde édition (p. 168). En voilà suffisamment, j'espère, pour les urètres de la Grande-Bretagne. L'Allemagne urétrale est représentée par le tailleur Gougolz, que je viens de mettre en parallèle avec le vieux grognard de M. Vidal. Les enfans de la belle et sensible Italie ne m'ont également rien offert d'anormal, dans deux ou trois circonstances où j'ai dû faire jouer mes grosses pièces. Un autre indice, en faveur de la capacité des urètres italiens pour mes moyens; c'est que maintes expéditions *de lingots-Mayor* ont été faites, au-delà des Alpes, par le fabricant de Lausanne, aux risques d'enfoncer les belles routes qui sillonnent les flancs escarpés du Mont-Cenis, du Saint-Bernard, et du Simplon. Que dis-je ! ils les ont, au contraire, protégées ; et plus d'une terrible avalanche a été *forcée*, par la puissance de mès moyens, et s'est brisée avec un épouvantable fracas, contre ces lourdes et effroyables masses de métal. Le phlegmatique Batave m'a permis, comme on pouvait s'y attendre, de passer, sans accident, mes numéros 5 et 6. C'est sur la personne d'un savant jurisconsulte de La Haye, et en présence du docteur Hardeck de La Harpe, médecin particulier du roi de Wurtemberg.

M. P... de ma première observation, est genevois; et si je ne parle pas des autres Suisses, c'est que c'est parmi eux que j'ai fait mes premières armes, ou que sont, comme dirait M. Vidal, les premières et nombreuses victimes de mes doctrines meurtrières. Resteraient donc les rétrécissemens et les autres affections du conduit urétral des Français. Mais le mémoire de M. Devergie fait assez voir, que ce canal n'a rien d'exceptionnel en France. M. C., de ma troisième observation, est d'ailleurs parisien, et il sera assez curieux d'apprendre, qu'il a été un des cliens de ce même M. Pasquier fils, dont parle M. Vidal (p. 12), et que c'est précisément cet habile chirurgien, dont je dis, dans cette observation, que la réputation est faite, et qu'il a soigné M. *Clouet* pendant plusieurs années. Or, je sais *positivement,* qu'il a vu ce dernier, un an après sa guérison radicale, et qu'il a appris, de sa propre bouche, toutes les circonstances de cette cure. Aussi, aurais-je de la peine à croire à son adhésion, pure et simple, aux principes dynamofuges de M. Vidal. Mais celui-ci est si explicite, et sa véracité si proverbiale, que je suis bien obligé de me rendre, sinon sans surprise, du moins sans réclamation aucune.

Voici un autre fait qui appartient, également, à la muqueuse urétrale d'un Français. C'est un fabricant de chandelles, ancien militaire, bien connu à Salins, et qui était tourmenté, depuis 12 ans, des inconvéniens fàcheux, attachés à un rétrécissement organique et probablement inodulaire. Toutes les ressources de la chirurgie française lui avaient été prodiguées

en vain. Un séjour de plusieurs mois à Paris, fait, tout dernièrement et dans le seul but de se débarrasser de ses infirmités,
venait encore d'échouer, et le plongeait dans le désespoir.
Mais les conseils du médecin de Salins et de cet avocat de la
même ville, auquel, 9 ans auparavant (1826), j'avais fait, avec
un plein succès, la ligature de la moitié droite de la langue,
à l'hôpital de la Pitié; ces instances réitérées, dis-je, engagè-
rent ce malheureux à venir à Lausanne, essayer mes moyens.
Il se proposait, me dit-il, de me consacrer 5 ou 6 semaines ;
mais il était tellement expert, dans les manœuvres du cathétérisme, qu'il partit au bout de cinq jours, plein de reconnaissance, et urinant, ce sont ses paroles, *comme il ne l'avait jamais fait.* Un habitant de cette même ville de Salins est venu,
ces jours derniers, me consulter pour son propre compte, et
m'a dit, de la part de ce fabricant (M. Michoux), et en présence du célèbre Fricke, de Hambourg, les choses les plus
affectueuses, et m'a confirmé sa cure radicale et le bonheur
qu'il en éprouvait.

Voici une lettre que M. Vidal me force de publier, dans
l'intérêt de la science et de l'anatomie pathologique et *com-
parée* des urètres, en France et dans le reste de l'Europe.

                              « Paris, 3o mai 1836.

« Monsieur, En attendant votre arrivée, à Paris, qu'on m'a
dit être très-prochaine, veuillez avoir la bonté de m'aider de
quelques conseils dans le traitement que j'ai à suivre.

» Il y a trois ans, un léger suintement qui résista à toutes les
boissons astringentes, telles que térébenthine, copahu, etc.
fit présumer à M. Lagneau, mon médecin, que le défaut de
guérison était motivé par un rétrécissement du canal ; il m'a-
dressa alors à M. G. (6). Ce chirurgien, inventeur d'un instrument nouveau, dit-il, me fit dans le canal plus de cinq cents
incisions. Le traitement dura plus de six mois. Ce laps de temps
passé, l'état était le même, toujours léger suintement colo-
rant le linge, cuissons dans l'urètre. Fatigué du charlatanisme

de ce chirurgien, je me présentai chez M. A. Il m'appli-
qua plusieurs fois le caustique, me fit passer des sondes sans
obtenir plus de succès. Toujours désirant sortir d'un état semblable j'ai consulté MM. L. et S. et leur traitement, toujours le
même, c'est-à-dire, consistant en application du caustique,
n'apporta aucun changement ni en bien ni en mal.

» Par hasard, un de vos écrits est tombé entre mes mains :
une personne liée avec une dame, chez laquelle vous êtes
descendu me l'a remis. De suite je me suis empressé de m'introduire les divers numéros de votre filière. Il ne me fut pas
difficile, après une ou deux tentatives, de passer le n° 6; car
le canal était très-large; les autres sondes venaient d'être
abandonnées, depuis très-peu de temps.

» Depuis cette introduction, l'inflammation intérieure a
presque totalement disparu, le suintement aussi a diminué.
Cependant il persiste encore. J'oubliais de vous dire qu'au
milieu de ces divers traitemens dont je viens de vous parler,
j'ai eu une inflammation vésicale et prostatique; depuis lors,
la vessie et la prostate, ou la partie qui se trouve presqu'à
l'anus, ne sont plus dans leur état normal. La contraction de
la vessie est plus difficile; à la fin de l'émission des urines, le
jet ne se lance plus avec rapidité dehors du canal; je sens une
légère démangeaison au point gauche de la prostate, où les
sondes, très-petites, il est vrai, semblent rouler sous le doigt.
J'ai toujours un malaise dans le bas-ventre, et un certain
poids au côté gauche. Que dois-je faire, monsieur, dans cet
état? Ayez la bonté de m'adresser une ordonnance, afin de
compléter une guérison que votre ingénieux système a si
bien commencée. Je préconise et je vante à tous ceux que je
puis connaître, et dont l'état maladif ressemble au mien, ce
mode si simple de traitement : la grosseur des instrumens
les effraye ! Recevez etc. P., rue de Vendôme 11. » J'ai fait lire
cette lettre à MM. les docteurs Munaret de Chatillon, Mazarin de Marseille, d'Epine fils, à Aix, et à plusieurs autres

confrères. (Ceci, entre le très-scrupuleux et sceptique Vidal et moi, cela va sans dire, et pour cause à nous connue.)

Il est bien entendu, d'ailleurs, que je m'abstiendrai de toutes réflexions au sujet de cette consultation ; que je soupçonnerais un zéro de trop, si les mots *cinq cents* n'é-taient pas en toutes lettres ; que les habiles praticiens que je ne désigne que par leurs *initiales*, pourront s'y reconnaître ; et qu'ils regretteront, peut-être, de n'avoir pas essayé, *en désespoir de cause*, comme on dit, ce que le bon sens de M. P. a su faire si heureusement.

Enfin, je crois devoir dire, en deux mots, que, tout dernièrement, j'ai été consulté pour M. le comte de Greffié, de Chambéry, âgé de 83 ans, et atteint d'une grave rétention d'urine, accompagnée de difficultés et de douleurs vives, dans leur excrétion artificielle. Je me contentai d'envoyer mon mémoire et un assortiment de mes instrumens, aux habiles chirurgiens qui donnaient leurs soins à ce malade, et qui ne connaissaient pas mes procédés. Or, voici la lettre que M. le docteur Laissus, proto-médecin des Eaux thermales, de Brides, en Savoie, m'a adressée, le 8 juillet dernier.

« J'ai lu, monsieur le Docteur, avec le plus grand intérêt, l'ouvrage que vous avez fait tenir à M. le comte de Greffié : les sondes métalliques qui l'accompagnaient ont été, jusqu'aujourd'hui, de la plus grande utilité à notre respectable malade. Je parvins, au bout de huit jours, à faire passer le quatrième numéro, sans faire beaucoup souffrir mon malade, qui, après deux essais, est parvenu à se sonder, et, par conséquent, à se soulager au fur et à mesure des besoins. Je suis convaincu avec vous, monsieur le Docteur, qu'une très-grosse sonde est préférable : il m'a suffi, du reste, de vous lire, et de mettre en pratique votre méthode, pour me convaincre de son efficacité. Je suis chargé par mon malade de vous manifester l'expression de sa vive reconnaissance. »

J'ai prononcé, plus haut, le nom d'un des premiers chirurgiens de l'Allemagne. Eh bien ! M. Fricke, en faisant deux fois, avec moi, la visite de l'hôpital de Lausanne, a eu l'occasion de me voir manier mes cathéters qu'il ne connaissait point. C'était sur un jeune homme arrivé de la veille, et qui avait un écoulement chronique et une difficulté d'uriner qui faisaient *soupçonner* un rétrécissement.

D'après les règles adoptées assez généralement en France, mon premier soin eût été, d'abord, de constater l'existence, la nature, la situation de ce mal, que sais-je encore ? et, pour cet effet, d'introduire, bien doucement et bien prudemment, dans l'urètre, un porte-empreinte ou un explorateur quelconque. Ensuite, aurait succédé le passage d'une bougie plus ou moins fine, et délicatement placée à demeure dans l'urètre et la vessie. Puis, seraient venues les autres opérations qu'on connaît de reste ; je veux plutôt dire, qu'on ne saurait prévoir ; car elles varient suivant chaque pays, chaque praticien, et suivant même que celui-ci aura cru devoir modifier son procédé (*e sempre bene*). Voici, au contraire, ce que j'ai fait sur-le-champ, et ce que je fais *toujours* en pareilles circonstances. J'ai poussé mon n° 1, lentement et avec ménagement, tant qu'il m'a paru avancer ; mais il s'est arrêté subitement, à 5 pouces environ. Alors, j'ai pressé, plus fortement et toujours lentement encore, et en employant une force graduellement augmentée. L'urètre n'a pas tardé à céder, et l'instrument a franchi brusquement, en s'accompagnant d'une saccade et d'un petit bruit sourd que les assistans ont pu percevoir. L'urine, en sortant à plein jet et *pure*, nous a révélé deux choses : que le cathéter était bien dans la vessie, et que, vu l'absence du sang, le canal n'avait pas subi de lésion (7). J'ai retiré le tube, pour lui substituer, *immédiatement*, un n° 2. Mais celui-ci, au lieu d'être conduit avec la main, comme le précédent, n'a été dirigé qu'avec le bout de mon petit doigt, jusqu'au point résistant. Là, j'ai été arrêté un moment, et j'ai dû presser un peu plus, mais toujours avec le seul petit doigt, et je suis arrivé, dans la vessie, avec le même mouvement saccadé que j'ai indiqué plus haut.

Ces manœuvres, si simples et si faciles, ont agréablement surpris l'habile opérateur de Hambourg ; et, en me frappant sur l'épaule, il me dit qu'il était complètement converti. Il n'en fallait pas davantage, en effet, à un praticien aussi consommé, pour mesurer toute la portée pratique que pouvait avoir un mode de faire aussi rationnel. Le malade se ressentit si peu, du reste, de cette opération, que je lui fis, le surlendemain, l'extirpation de la glande sous-maxillaire gauche, laquelle, par sa dégénérescence et sa tuméfaction, défigurait et inquiétait cet individu.

Mais j'aperçois que M. Vidal sourit complaisamment, et qu'il croit déjà avoir fait de moi un de ses plus fervens prosélytes, lorsqu'il me voit agir, tout doucettement, avec le bout du petit doigt. Eh bien non. Il pourra seulement se convaincre, par là, que je ne suis pas toujours un fier à bras, un furibond amateur de tours de force, un insigne brutal, et que j'ai bien, par-ci par-là, quelques momens lucides. — Le petit doigt de M. Vidal ne manquera pas, au demeurant, de lui dire, que M. Fricke est, dans ce moment même, à Paris, et qu'il peut être important de profiter de cette heureuse circonstance, pour le faire assigner devant le magistrat compétent, afin qu'il affirme, sous serment, si les faits que je viens de citer sont conformes à la vérité, et si foi entière doit leur être accordée.

Rapprochons, maintenant, ce cas de ceux du tailleur Gougolz, du fabricant de Salins, du comte de Greffié, et de tant d'autres, et applaudissons sincèrement aux soins et au zèle qu'a mis M. Vidal, pour stigmatiser et flétrir, bien chirurgicalement, un mode de faire aussi atroce, aussi barbare et, pour tout dire enfin, aussi dynamotechnique.

M. Vidal, en me signalant (p. 13) M. Chaumet, comme un antagoniste « quelque peu irritable » et auquel j'aurai in-

cessamment affaire, ne manque pas (p. 15) de lui dire verte-
ment son fait, au sujet de sa prédilection exclusive pour l'argent, et de son antipathie pour l'étain. Je tiens grand compte,
à la belle âme de mon critique, de cette bienveillante impartialité. Elle ne lui a, du reste, pas trop coûté, si, du moins, il
a bien voulu *copier* une partie de l'article 3, du paragraphe
5o de ma brochure. Mais il eût mieux fait encore de n'y rien
ajouter; car notre confrère a du guignon, chaque fois qu'il se
mêle d'explications et d'innovations. Ainsi, il veut, à toute
force, faire jouer un rôle important à la *pesanteur* même du
cathéter, à une puissance inerte et aveugle. Passe encore s'il
s'agissait de porter des coups terribles, comme il arrivait, par
exemple, à Hercule, avec sa massue; mais pour s'évertuer
contre quelques anomalies du canal urétral, la pression, *conduite avec intelligence*, est, seule, de rigueur et vraiment bien
suffisante. Faudrait-il, peut-être, admettre, chez M. Vidal,
une telle maladresse, je veux dire débilité dans les doigts ,
qu'il lui serait impossible de faire cheminer l'instrument, en
le poussant bien doucement devant lui , et qu'il aurait besoin,
par conséquent, de quelque puissant auxiliaire? Et serait-ce
là le vrai motif qui aurait fait, de lui, le chef illustre de la
chirurgie adynamotechnique? Eh bien! dans cette hypothèse,
je puis mettre M. de Cassis sur la voie d'un moyen excellent
et propre à suppléer sa grande faiblesse musculaire, et, par
suite, sans doute, son extrême gaucherie dans le maniement
du *cathéter-monstre;* c'est d'ajuster, à ce dernier, une toute
petite cuvette, qu'il chargera, successivement, de poids *bien lé-
gers, pour enfoncer, ad libitum,* l'instrument destiné à la compression des tissus morbides. Il aura, en outre, par-là, le grand
avantage, que le degré de force (j'en demande bien pardon à
M. Vidal , mais je suis obligé , bien malgré moi, de recourir à
cette parole irritante; que le degré de force à employer pour
faire pénétrer cette nouvelle *Sonde - Vidal,* sera toujours parfaitement déterminé (*dynamométrie du cathéter*). Et puis,

qui ne voit clairement, qu'en fait de cathétérisme, l'opinion
de M. Vidal pourra passer alors, et à juste titre, pour celle
d'un homme de poids (8) ?

Je suis heureux, du reste, de pouvoir annoncer à mes lecteurs, que, dans maintes circonstances, je n'ai besoin que d'un
instrument de quelques pouces de longueur. C'est lorsque le
siége du mal n'est également qu'à quelques pouces du méat
urinaire, et que tout le reste du canal est parfaitement libre.
A quoi bon, dans ce cas, dépasser sensiblement l'obstacle,
avec le corps compressif ; et ne suffit-il pas de l'attaquer, là
seulement où il existe ? C'est ce que je fais dans le moment
actuel, avec le vicomte de M*** (rue de l'Université n° 39).
A son retour des bains de Louesche, il portait, à trois pouces
et demi, et depuis un très-grand nombre d'années, une véritable *virole fibreuse* qu'on n'avait pu réussir à forcer, tant
elle était rénitente, et qui nécessitait l'application, fréquente
et assez difficile, d'une petite sonde élastique, qu'on avait con-
seillé à ce malade, en lui recommandant de la pousser toujours jusque dans la vessie. Cette sonde, introduite avec peine,
irritait surtout les environs de la prostate, et était tellement
pressée et enclavée dans le point rétréci, qu'il fallait, pour la
retirer, un certain degré *de force*, que M. Vidal, lui-même, eût
été contraint d'autoriser. Eh bien ! je n'ai guère fait agir ici
qu'un cathéter conique ; et, au second jour déjà, j'ai obtenu
un écartement de trois lignes. J'ai ensuite pénétré, *non sans
beaucoup d'efforts*, (l'entendez-vous M. Vidal !) avec mes
numéros quatre et cinq, et le succès a été tel, que M. le vicomte s'est suffi à lui-même ; mais il se contentait de ne
pousser ces agens de compression qu'à quatre pouces de
profondeur seulement, c'est-à-dire, un peu au-delà des limites de l'affection. Il est reparti de Lausanne, *au bout de
huit jours*, et je lui ai remis, par précaution, un cathéter
plein, *droit* et conique, de six pouces de longueur, ayant deux
lignes à son extrémité, et quatre et demie vers le pavillon.

J'ai recommandé que cet instrument soit poussé, chaque jour
et pendant quelque temps encore, jusqu'à ce que son facile
passage indiquât que la résistance était suffisamment vaincue.

Le malade, parfaitement à même de se servir de ce moyen
simple, pourra, plus tard, y avoir recours et avec un succès
assuré, chaque fois qu'il s'apercevra ou qu'il *soupçonnera* que
le mal a une tendance à se reproduire. Il hésitera d'autant
moins à réitérer cette petite opération, qu'elle sera toujours
facile, prompte et exempte de douleur et d'inconvéniens
quelconques. Il n'y aurait qu'une seule circonstance qui pourrait, peut-être, devenir fatale à ce Parisien ainsi qu'à moi,
c'est qu'il eût le malheur de lire la Lettre chirurgicale de
M. Vidal; car il ne manquerait pas de faire, incontinent,
chorus avec tous les infortunés qui ont été, qui sont et seront
reçus dans la salle Sainte-Jeanne, ou dans un service quelconque du chef de la doctrine adynamo-chirurgicale (9).

Suivant M. Vidal (p. 12), je donne dans un néologisme ef-
fréné, ou bien (p. 11), je ne fais que *copier* les autres. Le
premier reproche trouve son excuse dans l'étrangeté des
doctrines que professe M. Vidal, et dont j'avais à rendre
compte. Il est rare, en effet, qu'une théorie nouvelle ne
nécessite pas des expressions particulières et un langage à
part, lesquels, soit dit en passant, constituent assez souvent
le principal mérite de la prétendue découverte.

Quant à l'inculpation d'avoir emprunté le mot *forcé* à un
cathétérisme déjà connu, j'avoue qu'elle est méritée, et que
j'aurais dû d'autant mieux me dispenser de ce *plagiat*, que
l'adjectif *forcé* exprime un acte entièrement *différent*, chez
mes devanciers et chez moi. Aussi, et pour gage d'une paix
sincère et durable, avec mon adversaire, je consens, dès aujourd'hui, à renoncer à cette vilaine épithète, et à lui substituer, franchement, celles de *compliqué* ou de *complexe*,
voire même de *dynamique* ou de *dynamotechnique*. Cela ne
diminura en rien, d'ailleurs, comme on le pense bien, la

reconnaissance que je dois à M. Vidal, pour l'observation fine et délicate qui a donné lieu à cet important changement. Il s'est également acquis, par là, des droits incontestables à la gratitude et à l'admiration de tous ceux qui cultivent l'art de guérir.

M. Vidal a grand'tort, assurément, et ne se rend certainement pas justice, ou déguise mal sa pensée, lorsqu'il prétend (p. 19) « que sa longue lettre m'aura singulièrement fatigué. » C'est tout le contraire; car elle m'a royalement diverti. Aussi, à part le petit *semblant* d'indignation passagère, que l'insulte à la mémoire de Dupuytren m'a fait éprouver, j'ai lieu de croire, et le lecteur aura pu se convaincre, que mon style ne respire guère « et les violens accès de colère, et les » accablemens, que veut bien redouter, pour moi, le trop » sensible confrère (10). »

Je ne saurais vraiment pas l'imiter; et je dirai donc, avec cette franchise tout helvétique qu'on m'a si souvent reprochée, que je suis convaincu, que M. Vidal, qui a de l'esprit, mais tellement d'esprit, et du plus fin encore, au dire du moins des feuilles publiques, aura, à lire cette Réponse à sa Lettre chirurgicale, autant de plaisir que j'en ai éprouvé en l'écrivant; et c'est beaucoup dire, je vous assure.

Du reste, mes amis et moi nous pouvons, à ce qu'il paraît du moins, dormir bien tranquilles; nous avons affaire à un adversaire généreux, et M. Vidal veut bien nous déclarer « qu'il me pardonne de *tout son cœur* (p. 29). » Or, chacun sait, et les mânes reconnaissans de ce pauvre Dupuytren nous le diront, tout particulièrement, le cas qu'on doit faire du cœur de M. Vidal.

Dans un post-scriptum, car il y a de tout dans cette merveilleuse épître, M. Vidal espère « que je ne le rangerai pas » parmi les écrivains qui font partir leurs traits de haut et » dans l'ombre. » De haut, oui ! car chacun sait le poste élevé qu'occupe M. Vidal dans la hiérarchie chirurgicale;

mais, s'il s'agit de l'ombre, j'en suis désolé, cette espérance pourrait bien être déçue, s'il persiste encore à écrire contre moi, sans me faire connaître qu'il l'a fait, et où je pourrai me procurer le plaisir de le lire. Je serais surtout en droit, sinon de l'accuser, du moins de le soupçonner un peu de quelque malice fine et de bon goût, et même de malins petits desseins, si, en m'écrivant, par exemple, sous forme de lettre, il s'empressait de communiquer celle-ci à tout le monde, et de me la cacher, à moi, avec beaucoup de soin.

Lausanne, ce 25 Août 1836.

MATHIAS **MAYOR,**
Dr en médecine.

NOTES.

(1)

M. Vidal, en s'intitulant *de Cassis*, l'a probablement fait à la demande expresse de M. Vidal *d'Aix ;* car le médecin de Savoie est un homme trop distingué et trop modeste pour ne pas craindre d'être confondu avec son homonyme de Paris. Il est lié particulièrement avec les notabilités médicales de Lyon, Genève et du Midi, et sa maison hospitalière leur sert, assez souvent, de rendez-vous commun, sous le prétexte amical de prendre les eaux. Ses soins éclairés ne contribuent pas peu à la réputation justement méritée de ces thermes. Il est vrai qu'il a pour dignes collaborateurs, des confrères non moins habiles, tels que les docteurs d'Epine, père et fils, Dardel et Forestier, dont le zèle et la coopération suffisent, à peine, à l'affluence toujours croissante des baigneurs. On comprend, du reste, l'importance de cette note pour M. Vidal d'Aix, car il ne pourra être question ici que de M. Vidal (de Cassis), alors même que je le désignerais sans son titre distinctif.

(2)

Un élève en médecine, après avoir lu la Lettre chirurgicale, me fit observer qu'elle mentait effrontément à son titre ; car, disait-il, quand on aura élagué les expressions *mon cher confrère* qui se répètent douce-reusement et avec tant de franchise, presque à chaque paragraphe, et quand on aura fait abstraction du *pêle-mêle* que voici :

1º Les pages nombreuses consacrées uniquement aux personalités, et à des gentillesses à la façon de M. Vidal ; 2º les déclamations sur le mauvais goût, le ton ridicule, le style étrange et la ponctuation insolite qui règnent partout dans mon ouvrage ; 3º les protestations bienveillantes de ménagemens dont on veut bien user envers moi ; 4º les répétitions de paragraphes déjà imprimés en décembre et janvier derniers, dans le journal Hebdomadaire ; 5º les fréquentes citations extraites de mon travail ; 6º les pathétiques phrases pour peindre la douleur qu'éprouve M. Vidal d'être obligé de me dire de dures vérités ; 7º l'éloge pompeux de Dupuytren, suivi immédiatement après de sa diffamation ; 8º la menace d'une explosion de courroux contre moi, de la part de MM. Laugier, Chaumet et Boinet ; 9º la relation de scènes comiques et puériles qu'il fait jouer à de vieux militaires; 10° les phrases entortillées pour déguiser la suppression de cette belle partie de la fameuse sentence! *que la Chirurgie n'est* nullement mécanique! 11° les reproches, bien motivés et longuement déduits, sur mon ingratitude envers M. Samson, qui a bien voulu me céder, un instant, ce tablier de l'Hôtel-Dieu, « objet de toutes les ambitions chirurgicales; » 12° une touchante homélie en faveur de ce même M. Samson; 13° une citation, avec le pudique avertissement, qu'on n'ose que souligner le passage scandaleux et réprouvé par la morale, d'un ministre du culte ayant une fille qui s'avise de le sonder! 14° un article des plus galans sur les femmes et des plus neufs sur les Saints-Simoniens; 15° une tirade sur les attributs indispensables à tout homme qui se mêle de publier une observation *chirurgicale*; 16° les réflexions, fort à propos, « sur les délices de la publicité que je recherche avec tant d'avidité, et qui, hélas! est tout entière contre moi, et me met dans des colères violentes; » 17° l'expression modeste du contentement « d'avoir été reconnu, par moi, comme trèssensé; » Si, continue mon jeune élève, on supprime tout ce verbiage et d'autres nombreux hors-d'œuvre pareils, il ne restera rien ou à peu près rien de chirurgical dans cette pièce. En conséquence, il ne peut concevoir comment la Lettre a pu faire fureur, et encore moins comment des journaux ont pu dire et imprimer d'aussi belles choses en sa faveur. Les Débats, du 8 juillet, par exemple, commencent par admettre « que j'ai successivement pris à parti les chirurgiens les plus distingués de Paris. » « M. Vidal, ajoute le même journal, vient de répondre à ce » redoutable adversaire, dans une lettre spirituellement écrite, où les » vrais principes de la science sont aussi bien défendus que les intérêts » des malades et la réputation des chirurgiens de Paris.... Tout le » monde, et les malades surtout, approuveront de pareils principes : » (Ce sont ceux qu'on connaît à M. Vidal et qui ont pour base fondamentale la fameuse formule *que l'épithète forcée n'est pas chirurgicale, et qu'elle n'était bonne que pour les temps où la chirurgie était mécanique.*)

La Gazette Médicale, du 2 juillet, estime, à son tour, que « la Lettre » chirurgicale, pleine de tact, de fine raillerie et de raison, répond de » la manière la plus victorieuse... »

La Gazette des Hôpitaux, du 5 juillet, « félicite M. Vidal d'avoir ré» pondu avec modération et bon goût. » « Sa lettre mérite bien l'épi» thète de Chirurgicale, car elle contient des vues élevées de chirurgie

» qu'on rencontre rarement dans ces gros livres de l'Ecole, qui ont été
» bouquins en naissant. Tous les chirurgiens voudront lire cette épître
» qui a déjà fait sensation dans notre littérature. »

Ce naïf et candide jeune homme, qui ignore qu'il y a plus d'un
moyen, *bien connu*, de se faire prôner dans les journaux, et d'obtenir
une annonce pompeuse, méritée ou non, s'indignait qu'on osât ainsi
en imposer au public, et le prendre pour un niais. Il s'imagine que la
presse s'expose, par-là, à manquer à sa mission et à sa dignité, et à
perdre, chaque jour, de cette confiance dont elle devrait être jalouse
de s'entourer, et qu'elle pourrait si bien justifier aux yeux de la raison.

Je laisse au lecteur le soin d'apprécier, jusqu'à quel point les réflexions
et le gros bon sens de cet adolescent peuvent se concilier avec les assertions d'écrivains habiles et sérieux, tels que sont les rédacteurs des journaux précités. Car il va sans dire, que je ne veux nullement être soli-
daire des idées de cet imberbe critique, surtout si elles pouvaient dé-
plaire à des écrivains que j'estime, et dont quelques-uns m'honorent
de leur bienveillance.

J'aime mieux livrer le jeune présomptueux, tout entier, aux res-
sentiment de la presse française, dût-il expirer sous le feu roulant
des saillies spirituelles, des tournures piquantes, du style incisif, des
bons mots saturés de caustique, et des lazzis chirurgicaux du génie
tout scintillant de M. Vidal. Ah! j'en ai eu bien assez pour mon propre
compte! Je me garderai bien, à coup sûr, de provoquer contre moi
les traits brûlans et les étincelles « dissolvantes, p. 9, qui s'échappant,
incessamment, de la plume électrique de M. Vidal, mettent au néant
tous les systèmes, » et le mien par dessus le marché. Non, bien décidément, je ne lui fournirai plus d'occasion de faire, à mes dépens, une
nouvelle *et brillante sensation en littérature.*

Je saisis, d'ailleurs, cette occasion pour témoigner combien j'ai été
sensible à la manière polie et flatteuse en laquelle les journaux
ont bien voulu s'exprimer, à mon égard, dans ce compte-rendu de la
Lettre chirurgicale de M. Vidal; et je ne mets pas en doute que, sans
en être priés, ultérieurement, ils s'empresseront d'annoncer ma réponse,
et de l'accompagner des réflexions critiques qu'ils distribuent, en général, avec une impartialité et une justesse qui leur font le plus grand
honneur.

Il est déjà assez piquant pour moi, que tous les journaux n'aient rien
trouvé de mieux à dire, sur le contenu de ma nouvelle production, que

de rapporter, bien textuellement, les passages les plus burlesques, échappés à la verve de M. Vidal. Eh bien ! voyez donc comme un auteur, tel que moi, peut s'abuser et se faire illusion ! Je croyais, bonnement, que cette seconde édition contenait plus d'une chose vraiment neuve, digne d'être offerte à la méditation des praticiens, et qui méritait d'être présentée autrement que le ferait le facétieux *Charivari*. Les rédacteurs de la *Gazette Médicale* et de celle des *Hôpitaux* en ont jugé autrement, et se sont surtout distingués dans ce sens. C'est, sans doute, pour la meilleure instruction et le plus doux agrément de leurs lecteurs, ainsi que pour le plus grand avancement possible du traitement des affections de l'urètre. Je ne puis que les approuver si, *après un mûr examen*, ils se sont convaincus que cette matière n'est déjà que trop rebattue, assez peu importante et suffisamment élaborée, pour mériter d'être traitée différemment. Du reste, il m'est donné vingt-quatre heures pour maudire mes juges ; mais, au lieu de profiter de ce droit acquis, je me permettrai, seulement, d'en appeler à *César : mieux informé*, ou, ce qui est peut-être préférable, au public médical, qui ne rédige pas, et qui se contente de lire avec fruit, et de réfléchir avec quelque attention.

Cependant, s'il s'agit d'une atteinte à la réputation des chirurgiens de Paris, « dont, au dire du *Journal des Débats*, je me serais rendu coupable, je proteste de toutes mes forces, et je défie qui que ce soit de trouver, dans mon opuscule, un autre sens, que ce qui se rapporte, *exclusivement*, au besoin de *repousser des attaques et d'éclairer mon sujet*. J'ai, en effet, écrit mon premier mémoire sans nommer personne, sans faire même allusion à qui que ce soit, et en établissant, purement et simplement, des doctrines. Serait-ce donc à dire, parce que mes principes étaient en opposition avec la pratique de certains individus, que ceux-ci devaient, nécessairement, se trouver insultés et attaqués dans leur réputation ? Ne serait-ce pas là, bien plutôt, une offense à leur étrange et puérile susceptibilité ? La véritable attaque a eu lieu, contre moi personnellement, d'abord, par M. Boinet, puis, par M. Vidal, et elle était d'autant plus déplacée, que ces écrivains ont fondé leurs argumens sur des données fausses, sur des principes que je n'avais point avancés et qu'on me prêtait pourtant, sur des bases en opposition directe avec celles que j'avais posées ; en un mot, sur des pièces qu'ils ne comprenaient pas, et qu'ils avaient à peine vues. Il est donc arrivé ici, ce qui ne se voit que trop souvent, c'est de croire la réputation d'un individu ternie à jamais, parce qu'on s'est attaqué, non

pas même aux procédés de tel ou tel homme, mais à ceux qu'il aura
adoptés ou qu'il suivra, *routinièrement*. A ce titre, je dois être un objet
de scandale et d'horreur pour bien du monde; car, j'ai démontré que le
fil-de-fer valait mieux que le bois; le coton, mieux que la charpie; les
linges pleins, mieux que les bandes; et cependant, le bois, la charpie et
les bandes, sont les idoles du jour, les objets révérés de tous les chirurgiens. Ce n'est d'ailleurs pas ma faute, si l'aggression contre mes moyens
a été gauche, si les coups ont porté à faux et frisé le ridicule, et si mes
adversaires se sont lancés, imprudemment, dans une carrière toute nouvelle, sans se mettre le moins du monde en peine, je ne dirai pas de
l'examiner avec quelque soin, mais même de la connaître autrement
que de nom.

Passe encore, si la critique seule s'en était mêlée; mais que dire,
lorsque, sans égard aucun pour mes préceptes, la *pratique* s'empare de
mes moyens, et en fait un indigne et dangereux usage? Voyez en
preuve de cette insigne frivolité, les notes 8, 9, 13, 15, 17, 18, 20, 27,
30 et 36 de ma seconde édition. Que ceux qui se sont compromis et
ont failli, si cavalièrement, s'en prennent à M. Vidal, qui me force,
bien malgré moi, à revenir sans cesse sur ce triste sujet. On pardonne-
rait ces inadvertances scientifiques à quelques *lourdauds* de Suisses;
mais à des Français... tels que M. Vidal, par exemple... Ah! si une
conduite, aussi étrange que frivole et insensée, devait trouver des imi-
tateurs chez nous, et se propager en deçà du Jura, je fais la motion
expresse, que, pour cet objet, du moins, la ʜᴀᴜᴛᴇ Dɪète ʜᴇʟᴠéᴛɪᴏᴜᴇ dé-
crète, sur-le-champ, et en dépit des représailles, ᴜɴ ʙʟᴏᴄᴜs ʜᴇʀᴍéᴛɪ-
ᴏᴜᴇ contre la France entière, et contre l'adynamique Vidal, le beau
premier.

Je ne puis m'empêcher encore de relever l'assertion, si cavalièrement
émise, par la *Gazette Médicale* : « que, dans cette discussion grave, et
» dans le sujet tout entier et complexe qui m'occupe, depuis tant d'an-
» nées, et qui préoccupe également la plupart des praticiens; *la ques-
» tion presque tout entière se résume dans ces quatre lignes de M. Vi-
» dal :* Vous dites à qui veut l'entendre : Si vous aviez un lavement à
» donner, choisiriez-vous une très-grosse ou une très-petite canule?
» On a choisi la très-petite, vous préféreriez la très-grosse; pour moi,
» je demande la moyenne, à laquelle vous ne pensiez pas. » Mon article 9, au sujet de cette prétendue canule moyenne, de cette panacée de
juste-milieu, est évidemment travestie par M. Vidal, et à sa manière.
Cela ne doit surprendre ni toucher personne; mais ce qui est inconce-

vable, c'est que ce même article 9, et la note neuvième, qui lui corres-
pond, aient été si mal interprétés par le rédacteur de la *Gazette*. Ne
semble-t-il pas, en effet, que je sois un forcené, qui n'admette que des
numéros de la plus *énorme* dimension, et qui veuille toujours les faire
pénétrer, bon gré mal gré, et de vive force, *dans chaque canal rétréci?*
Mais, outre que mes moyens ne sont pas *exclusivement* destinés à
dompter des coarctations urétrales, et qu'ils sont appelés à jouer un
rôle principal, dans les autres quatre sixièmes de cas que j'ai traités,
faut-il donc que j'insiste sur ce point important, c'est que j'ai des cathéters de deux lignes seulement, de deux et demie, de trois lignes, et
qu'il existe autant de ces instrumens, en dessous qu'en dessus de trois
lignes ? Je n'ai d'ailleurs pas cessé, un seul instant d'avertir, qu'il faut
toujours procéder lentement, graduellement, prudemment, de loin en
loin, en passant, judicieusement, du connu à l'inconnu ; en imitant la
marche progressive du fétus, dans l'accouchement ; en mettant le dia-
mètre du tube en rapport avec le degré de dilatabilité, présumable ou
relative, du canal ; en se pénétrant bien de cette idée, que mon procédé,
malgré toutes ces précautions, est cependant encore quelque peu brusque, et qu'il réclame, par fois, l'usage des antiphlogistiques, etc., etc.
Si, malgré la répétition, à satiété, de ces principes fondamentaux du cathétérisme ; et si, indépendamment de ce que je puis avoir avancé, au
sujet de la compression urétrale, et des rapports qui doivent constamment exister entre la *résistance* du canal, le *volume* de l'agent compressif, et *la force* nécessaire, pour faire pénétrer ce dernier; si, dis-je,
la *Gazette Médicale* s'obstine à donner gain de cause à M. Vidal, et à
conserver sa facile et commode formule, à l'égard des opérations di-
verses que réclament les affections de l'urètre; je l'avouerai.... *je n'ai
certes plus rien à dire*, sinon, que M. Vidal rira bien dans sa barbe, et
que, moi-même, je suis tout prêt à battre des mains. Mais avant d'en
venir là, dites-nous, je vous prie, vous qui vous complaisez tant à faire
jouer un rôle, aussi brillant que noble, à un instrument passablement
sale et vil; dites-nous, s'il vous plaît, ce qu'est, au juste, ce juste-milieu,
en deçà et au delà duquel il est ordonné, de par M. Vidal, à cette inté-
ressante canule, de cesser de se produire. Et quel est votre terme
moyen et si constant? il serait plaisant que vous n'y eussiez pas pensé
vous-mêmes. Serait-ce, par hasard, une, deux, trois lignes; ou bien, un
deux, trois millimètres? Allons, décidez-vous, Messieurs ! Alors, du
moins, nous aurons un véritable type; nous ne serons jamais embar-
rassés; nous saurons bien positivement, *quoi qu'il puisse arriver*, que

tout sera dit et fait avec cet outil normal ; et que , pour commencer., poursuivre et finir , nous n'aurons jamais besoin d'un autre moyen. Je n'aurais pas cru, en vérité, *moi qui m'en pique,* que l'art pût arriver, un jour, à ce degré de perfection, à une aussi belle simplicité. Cependant, grâce à M. Vidal, je suis presque habitué à ne douter plus de rien.

Ces réflexions pourront également servir d'explication au même journal, lorsqu'il s'étonne « que, dans ma seconde édition, je soutiens exactement, sons modifications et sans adoucissemens, les mêmes erremens que dans ma première. » Il semble , qu'au lieu de se contenter d'insinuations indéterminées , d'inculpations vagues, il eût mieux valu *citer* ces erremens , ou des passages et des exemples, pris dans mes écrits, qui autorisent ces réflexions critiques et les justifient. J'aurais pu, ou les modifier, ou les expliquer ; en un mot, j'aurais été averti, et à même d'apprécier, par là, un service tel qu'on est en droit de l'attendre d'une critique éclairée et impartiale. Du reste, ce qui n'a été que négligé ne doit pas être perdu ; et j'espère que messieurs les rédacteurs de la *Gazette*, voudront bien me signaler les points les plus saillans qui auraient besoin d'être revus ; ceux qui seraient empreints d'exagération ; et ceux qui mériteraient d'être retouchés avec un peu moins de rudesse et de brutalité. Je le répète, c'est un service que ces habiles confrères peuvent me rendre, mieux que personne, et qui, sans nulle doute, portera ses fruits. Ils ne doivent, d'ailleurs, pas oublier, que l'avis, au sujet des auteurs et inventeurs quelconques, et de leur tendance à abonder dans leur sens; cet avis, je l'ai rappelé, non point parce que je croyais devoir m'en faire l'application, mais uniquement au profit de M. Samson, qui, en outrant tout, s'était horriblement fourvoyé. Ceci me rappelle un praticien et un auteur, bien connu à Paris, lequel, comme tant d'autres, ne voit pas de plus beau titre de gloire que celui de se poser comme le *continuateur de Ducamp;* M. D... croyait donc aussi se placer sur la voie des progrès, et faire merveille, en ajoutant un no 8 à ma filière (5 *lignes* 172). Je possède un pareil tuyau, fruit de cette rare imaginative, et que je tiens de l'inventeur lui-même. Il a été fabriqué chez Samson. Mais ici, je sens s'élever dans mon cœur des scrupules, presque aussi gros que ce *cathéter-monstre;* et, au milieu de mes anxiétés grandes, je suis à me demander, s'il ne serait pas possible que M. Vidal n'en eût jamais ni vu ni tenu d'autres? On concevrait alors sa juste indignation contre moi, et je serais, certes, le premier à la lui pardonner. Je vais plus loin, et je déclare, que, si cette opinion acquérait de plus en plus des probabilités, je me croirais obligé, non-seulement, de rétracter tout ce que je viens d'écrire, mais encore de faire amende honorable aux pieds mêmes de mon critique, et de proclamer qu'il est, quoi qu'on puisse en dire, du moins, un écrivain... de bonne foi. Mais je reviens encore à la *Gazette Médicale,* et je lui dirai, que les préceptes, simples et lucides, énoncés dans ma brochure, ont été longuement médités, que je ne les ai admis, qu'après que de nombreuses observations, m'en eurent démontré la solidité; qu'en général, je ne me presse pas de conclure, trop légèrement; et qu'une fois que je l'ai fait consciencieusement, et avec connaissance de cause, je ne me décide à changer d'avis, et à me réformer, que lorsque de nouvelles convictions sont intervenues : et, ce n'est pas ici le cas. C'est, du reste, encore sous ce rapport, que j'aime à me distinguer de certains critiques, dont nous avons appris suffisamment à apprécier le genre léger et inconséquent.

(3)

Je suis incapable de faire une mauvaise chicane à M. Vidal, mais, je dois lui faire observer, que le mot *lingot* ne suffit nullement ici, et qu'il faut de toute nécessité lui adjoindre l'adjectif *creux.* J'en suis fâché, mais sans cette précaution essentielle, on pourrait croire que je préconise des cathéters *pleins.* Et, alors, pour peu que le romantique s'en mêle, nous pourrions bien avoir, en admettant sur tout les idées de M. Chaumet, non plus des lingots, mais de véritables *saumons de plomb,* avec lesquels on ne manquerait pas de dire, que je propose bravement de dompter toutes les maladies de l'urètre.

(4)

Une conduite contraire ne ressemblerait-elle pas à celle d'un général, qui, pouvant d'un seul coup *écraser* et anéantir son ennemi, se contenterait de ne le repousser, que mollement et méticuleusement, chaque jour, et permettrait ainsi à son armée d'être sans cesse insultée et assaillie ? Eh bien ! telle est exactement la savante tactique, telles sont les brillantes manœuvres d'un certain général des Dynamophobes que nous connaissons tous. Et quand on pense qu'il a planté son incolore drapeau, et recruté ses débiles phalanges dans la patrie des Bayard passés, présens et à venir, on ne peut s'empêcher de s'écrier : Pauvre Vidal ! pauvre France ! Je ne dirai rien des journaux du GRAND QUARTIER-GÉNÉRAL , où sont consignés les hauts faits et les fameux bulletins de cette *levée en masse* de pleutres. Ils ont écrit, sans doute, sous l'inspiration, et, peut-être même, *sous la dictée* du chef illustre de cette école de burlesque stratégie. On sait assez, en effet, qu'à côté de tant d'autres talens, il possède éminemment encore celui d'entraîner et de séduire. Et qui, mieux que moi, peut en parler? n'ai-je pas été comme fasciné, rien qu'en voyant le grand homme? Oui, certes, je l'ai vu, de mes propres yeux vu, et deux fois même! Non, vous ne savez pas tout ce qu'a d'imposant l'aspect seul de M. Vidal!

(5)

J'ai expédié mon manuscrit le 25 août, à Paris; et, dès-lors à aujourd'hui 13 octobre, où j'ai revu les épreuves et écrit *le bon à tirer*, j'ai eu maintes nouvelles occasions de constater ce fait, que rien n'est moins difficile, pour les personnes étrangères à l'art de guérir, que d'apprendre à manier mes instrumens. C'est ainsi, par exemple, que le 23 septembre, dans un village, à trois lieues de Lausanne, et éloigné de tout secours chirurgical, j'ai, en moins de dix minutes, enseigné et fait pratiquer le cathétérisme à un pasteur de 78 ans, *à son fils et à une autre tierce personne en jupon;* et qu'ils ont passé, tour-à-tour, dans la vessie du premier, mes nᵒˢ 2, 3 et 4. Il est vrai, que le cas n'était pas *très-grave*, et qu'il était dû à quelques embarras de la muqueuse urétrale et de la prostate, joints à un certain degré d'atonie de la vessie. Cette dernière disposition rendait difficile, et parfois impossible, la libre émission des urines; de sorte qu'il importait, pour cette dernière, que le canal fût toujours parfaitement dégagé et largement calibré. C'est dans ce sens que je basai mes indications, et que je procédai. Mais, malgré nos quatre opérations successives, le patient (si on peut le désigner ainsi), est venu immédiatement après, présider fort gaîment, à table, une réunion de quelques ecclésiastiques de ses amis. Je n'ai eu qu'un seul regret à ce charmant dîner, mais il était vif, et le lecteur l'a bien sûrement pressenti, en le partageant avec moi; c'est que M. Vidal n'ait pas été au nombre des joyeux convives. Cela lui aurait fait beaucoup de bien, et il se serait du moins convaincu que, si je manie si mal la plume, en revanche, je ne suis pas aussi emprunté et niais, quand il s'agit des jouissances gastronomiques. Figurez-vous un beau soleil d'automne, une contrée riante, une franche et aimable cordialité, par-dessus le marché, *deux* jolies noces villageoises, qu'un des convives alla bénir, en attendant le dessert : la fusillade obligée eu l'honneur des vigoureux époux ; la vive satisfaction qui brillait sur le front virginal de ces épouses *toutes fraîches ;* leur air innocent et pudique qui laissait percer, néanmoins, je ne sais quel instinct irrésistible de répudier toute chaste et, désormais, inutile *dynamophobie ;* l'assurance d'avoir à leurs côtés, dans leurs chers conjoints, des *dynamophiles* renforcés ; les amis et les amies de noce, fort enjoués et passablement égrillards. Représentez-vous toutes ces choses, et avouez-le-nous, monsieur Vidal, n'y avait-il pas là de quoi vous forcer à vous dérider un instant avec nous, et peut-être même à dissiper vos noires préventions contre moi, et contre certains procédés empreints de dynamomanie. Je crois vraiment, Dieu me pardonne ! que nous aurions fini, à cette fête champêtre, par être tout-à-fait entraînés, et par imiter les heureux du jour, en nous donnant, de même, réciproquement et *cordialement,* l'accolade fraternelle, *entre la poire et le fromage.* Si l'on me demande, par hasard maintenant, pourquoi ce grand étalage de luxe en fait de cathétériseurs, pour ce bon et excellent ministre? Je dirai, 1° que je pouvais les grouper, *impunément,* autour de lui ; 2° que la facilité que j'éprouvais de le faire, tout en flattant ma petite vanité, tendait encore à inspirer plus de confiance au malade, en faveur de mon innocent moyen ; 3° que le fils était sujet à s'absenter quelquefois ; 4° que le malade n'était pas toujours sûr de sa main ; 5° que je saisis constamment toutes les occasions de familiariser les esprits, et même le beau sexe, avec mes procédés ; 6° que je voudrais en faire part à tout le monde. Je grillais même de les enseigner aux Français, et surtout aux Françaises ; mais les doctes remontrances et l'autorité toute puissante de MM. Boinet et Vidal, ont, malheureusement, mis bon ordre à ces ardentes velléités, et fait prompte justice de mes absurdes conceptions. *Enfoncé !* s'écrie le méchant Vidal, en se frottant les mains.

Le lecteur me pardonnera, j'espère, si je transcris ici une lettre de l'aimable vieillard, dont l'indisposition a donné lieu à cette note. Elle contient, d'ailleurs, quelques détails intéressans et qui confirment, toujours plus, combien l'émission des urines est subordonnée à cet état nerveux, que j'ai signalé dans ma note 19 ; « et qui peut, jusqu'à un cer- » tain point, rendre raison de certaines rétentions *spasmodiques* qui » préoccupent aujourd'hui quelques écrivains? » Il est vrai, qu'à ce sujet, M. Vidal s'est beaucoup diverti à son aimable et spirituelle manière ; et avec cette dignité, ce tact, et cette fine raillerie que la presse française ne peut assez admirer en lui,

« Vous décrivez avec complaisance , dit **M**. Vidal (p. 13), et souvent
» avec bonheur, comment les quadrupèdes urinent; vous peignez ad-
» mirablement les caprices de leur vessie qui se videra ou non , selon
» *qu'on siffle je ne sais quelle ritournelle*. C'est un tableau de genre
» que vous avez exécuté avec un beau talent. Poursuivez cette carrière,
» je vous y promets beaucoup de succès. »

Les promesses chirurgicales d'un pareil confrère, sont trop précieuses, pour que je ne me sente pas très-flatté de les avoir méritées.
Je regrette seulement, qu'il soit placé trop haut, pour que j'ose lui en
faire de pareilles. Des succès ! Ah peut-il même en désirer ? Ne lui
sont-t-ils pas tous acquis dans le domaine des sciences, de l'art opératoire, de la belle littérature française, et de l'urbanité toute parisienne,
dont il est le type incarné ?

— Mais, voici la lettre du bon pasteur :

« Monsieur le Docteur,

» Le 23 du mois passé, vous m'engageâtes à vous écrire, dans la
quinzaine, et c'est ce que je vais faire, autant que ma main bien faible,
et ma pauvre tête me le permettront: car hier soir, j'eus une espèce de
vertige ou défaillance. Cela passa pourtant assez vite, mais je reste
faible. D'abord, monsieur. je vous dois et vous fais des remerciemens
bien sincères, pour votre *Mémoire sur le Cathétérisme*, reçu le 28 dernier. Je l'ai lu plus d'une fois; il m'a paru bien instructif, et en même
temps bien propre à exciter de bien sérieuses et graves réflexions.
Pour mon compte personnel, je suis forcé à croire qu'il se fait, chez
moi, un affaiblissement rapide, un dépérissement des organes, surtout
de ceux qui servent à l'évacuation de l'urine.

» Pendant cette dernière quinzaine de jours, les douleurs, les an-
goisses m'ont contraint, huit ou neuf fois, de me faire cathétériser,
tantôt par l'un, tantôt par l'autre des experts que vous avez si bien su
mettre à ma disposition. Quant à moi, je n'ai pas encore osé me fier à la
faiblesse particulière de ma *main droite*, et à ma faible *vue* à la chan-
delle; car il est remarquable , que c'est presque uniquement la nuit,
que j'ai besoin de l'instrument (n° 3). Dans le jour, l'évacuation se fait
assez spontanément ; puis, vers le soir, au moins de deux jours l'un, une
douleur sourde, puis plus sensible, se fait apercevoir, me semble-t-il ,
au *gland*, et vers *l'entrée de la vessie*. En général, c'est la nuit, que la
rétention se manifeste, et non pas le jour ; à moins pourtant, qu'il n'arrive quelque chose de frappant pour moi, qui me surprenne, qui m'é-
tonne, qui me contriste, qui me donne des appréhensions, etc., etc.

Chose singulière, du moins pour moi! dans cet instant même, à onze heures du matin, je viens d'uriner aussi franc, aussi aisément que jamais ; et, peut-être, qu'à huit heures, à minuit surtout, il faudra recourir au secours du cathéter ; énigme pour moi.

» Il est vrai, que nous avons eu de grandes *variations dans l'atmosphère*, pendant cette quinzaine, et j'y suis, depuis quelques années, singulièrement sensible.

» Il est vrai encore, que l'absence d'une personne m'a sevré, pendant une semaine, de ma boisson de *raisin d'ours*, qui m'est, peut-être, indispensable.

» Quoi qu'il en soit, je suis loin de murmurer, de m'étonner même, de ce qu'éprouve, comme je viens de l'exposer, (ennuyeusement sans doute), quelqu'un qui a vu soixante-dix-sept printemps, qui a été courbé quarante et un ans sur les pupîtres du collége académique, qui a reçu de la nature, une complexion très-délicate, un genre nerveux très-mobile, et qui ne peut guères s'attendre à autre chose. Mais c'en est assez, sans doute, et de reste, pour vous faire apercevoir, monsieur le Docteur, à travers tout ce verbiage, un retour *vers l'enfance ;* retour assez ordinaire, surtout aux *gens de lettres ;*

» Agréez donc, monsieur, etc.,

» M..... Pasteur. »

« *P. S.* Comme on cherche à s'accrocher à tout, dans mes circonstances, le bandage double pourrait-il, par sa pression, influencer, plus ou moins, la *rétention ?* Et pourtant, je ne sens pas qu'il me serre trop. Il est vrai, que, depuis que je le porte, j'ai plus fréquemment des accidens. Mais cela ne me semblerait pas concluant ; car, *post hoc*, n'est pas toujours, tant s'en faut, *propter hoc.* »

(6)

Je ne connais pas le procédé, si prodigieusement opératoire, de M. G.·.; mais ce serait, à bon compte, le quatrième, au moins, qui aurait vu le jour, en France, depuis que j'ai publié le mien. Tudieu! quelle fécondité! et que cette émulation admirable atteste bien comment les idées, sur ce sujet, sont nettement arrêtées dans certain pays. Il est de fait, qu'on n'a plus maintenant que l'embarras du choix, et que je puis espérer que mes doctrines passeront inaperçues, qu'elles cesseront de remuer la bile chirurgicale de M. Vidal, et que, pour mon repos, il n'y trempera plus sa scientifique et trop spirituelle plume.

(7)

L'écoulement sanguin, après l'introduction, quelque peu forcée, d'un agent compressif quelconque, n'est nullement de nature à inquiéter, et ne saurait même arrêter l'opérateur dans ses manœuvres subséquentes, s'il n'existe pas d'autres symptômes. — Ce saignement finit par disparaître, entièrement, au milieu des cathétérismes ultérieurs, et lors même qu'on met en jeu des instrumens successivement plus volumineux. Le chef titré des dynamophobes ne voudra pas croire, je le sais, à un semblable phénomène; il le rangera donc parmi ceux que mon génie poétique et sanguinaire m'aura suggérés pour enlacer et juguler mieux mes victimes, et faire ressortir l'excellence de mes déplorables doctrines. A la bonne heure.

(8)

Si j'insiste sur cette singulière impuissance (toute *musculaire*, cela va sans dire) de M. Vidal, certes ce n'est pas dans de mauvaises intentions et pour lui faire tort; Dieu m'en garde! bien au contraire, c'est pour mieux faire ressortir , en sa faveur, l'heureuse et juste application du système Azaïs. En voyant , en effet, chez notre auteur, la prodigieuse quantité de génie, d'esprit, de jugement, de raison, d'intelligence , de bon sens, de savoir-faire , de dignité même, alliés à tant d'autres aimables attributs , on devait bien supposer que la nature avait prodigué tous ses dons à l'encéphale Vidal , et s'était épuisée à former cette tête auguste, ce beau idéal, en fait de cranioscopie et de phrénologie, que nous admirons tous en lui. Or, chacun sait, que tant de rares qualités morales et intellectuelles, ne se groupent, jamais, qu'aux dépens de l'énergie vitale des autres tissus *matériels* et *vils* de la machine humaine. O trop heureux Vidal! et qu'elle est digne d'envie, votre *imbécillité..... physique !*

Du reste, voici deux avantages particuliers à l'étain, et dont je dois la connaissance à un orfèvre de Paris et à un chimiste de ce canton. Le premier, M. S. que je soignais pour une affection urétrale, m'a assuré que tous ses confrères, en y réfléchissant un instant, et malgré la facilité qu'ils avaient de faire confectionner des cathéters en argent, ne manqueraient jamais d'en acheter en étain, attendu, disait-il, que ce métal, ainsi que quelques autres, est plus *gras* au toucher que l'or et l'argent. Le second, M. Blanchet, de Vevey, m'a fait observer que l'étain ne forme *jamais* de sels au milieu des substances animales avec lesquelles il est si souvent en contact, et qu'on ne pouvait en dire autant de l'argent, du plomb, du cuivre, etc. Quel dommage, pour M. Vidal, que je n'aie pas fait connaître ces deux circonstances, dans ma première ou seconde édition! Aurait-il eu beau jeu pour augmenter, de quelques pages, sa lettre *chirurgicale*, en faisant un étalage brillant de ses connaissances en chimie et en métallurgie? Espérons, toutesfois, que l'occasion de revenir sur ce sujet ne sera pas perdue pour toujours. La science, le tact chirurgical, la dignité de la polémique et les sensations en littérature, auraient vraiment beaucoup trop à gémir du silence de M. Vidal à ce égard.

(9)

Le même moyen, en forme de cheville métallique, dont je viens de parler, me sert également aujourd'hui et dans un but analogue, pour le comte de H..... : et je dirai en passant, et dans l'unique intention, sinon d'éclairer, du moins de ragaillardir M. Vidal, que ce gentilhomme hollandais, après avoir cherché inutilement des secours à Paris, à Montpellier et aux bains d'Aix, en a trouvé à Lausanne qui l'ont complètement satisfait. Je ne dois, malheureusement, dire autre chose au délicat et ombrageux Vidal, pour constater la vérité de ces assertions, sinon que le comte de H... est arrivé en même temps que le vicomte de M...., et que je les ai traités l'un et l'autre au Faucon, n°s 7 et 11 de cet hôtel. Mais ces données peuvent suffire à l'habile Vidal, pour remonter, au besoin, et par une enquête sévère, à la preuve authentique de ce que j'avance ici.

(10)

Je dois bien plutôt m'attendre à être tancé, dans un sens tout opposé ; et, certes, je ne chercherai point à me défendre, si l'on vient à laver ma vieille tête, pour le genre bouffon que j'ai adopté et dont, je l'avoue, j'ai trop abusé dans ce *léger* travail; j'en suis assez fâché, mais il est trop tard. Qu'on s'en prenne, après tout, à M. Vidal, dont la plume maligne a tendu un piége facile à mon humeur folâtre, à ma grosse gaîté, et qui ne manquera pas de se prévaloir de la sottise que j'ai faite, en cherchant à le singer. Je parie qu'il en profitera pour briller encore et à mes dépens, dans la carrière de la belle littérature française, qu'il par-

court avec tant de gloire. Aussi mon parti est pris, et quoi que puisse
faire, dire, ou écrire, cet étonnant critique, je ne répondrai plus du tout,
et je lui laisserai, sans peine comme sans regret, au moins le *dernier
mot*. On me rendra pourtant, j'espère, cette justice, que, dans cette polémique, bien faite assurément pour épanouir tant soit peu la rate des
badauds du public médical, et la mienne, la toute première, je n'ai jamais perdu mon sujet un seul instant de vue. A d'autres le talent de
savoir associer l'utile à l'agréable, et d'instruire en amusant. Personne
assurément ne le contestera à M. Vidal. L'unanimité de la presse française, acquise à cet enfant gaté de la littérature moderne, ne laisse, du
moins, plus aucun doute à cet égard. Mon unique prétention, à moi, a
été, et sera toujours d'éclairer, même en badinant, quelques-uns des
points intéressans qui se rattachent à la science, et particulièrement aux
divers modes de traiter les affections urétrales. C'est en cela, surtout,
que j'ai cherché à me distinguer de M. Vidal; et, si je dois m'exprimer
franchement, cette tâche ne m'a jamais paru douteuse, et, encore
moins, difficile à remplir.

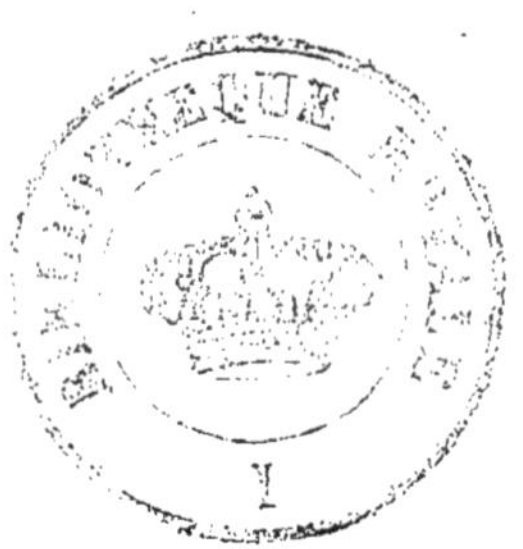